大都會文化
METROPOLITAN CULTURE

大都會文化
METROPOLITAN CULTURE

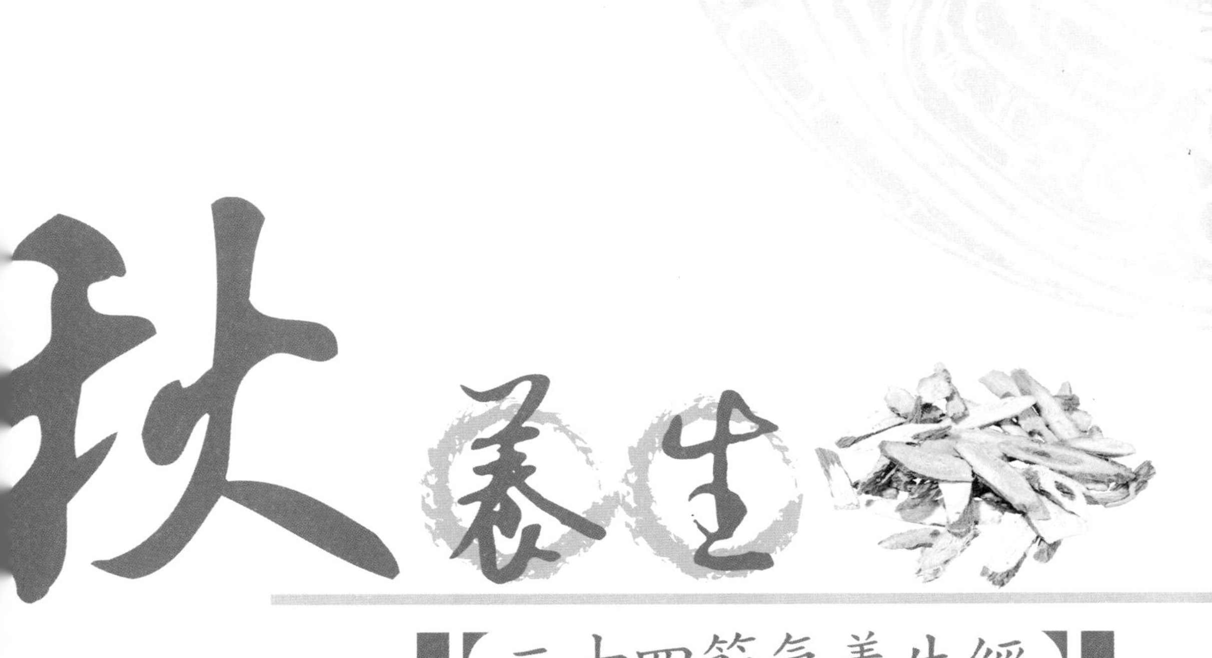

秋養生

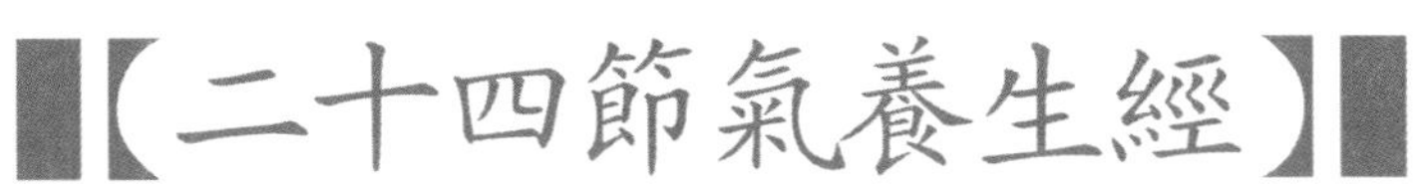

【二十四節氣養生經】

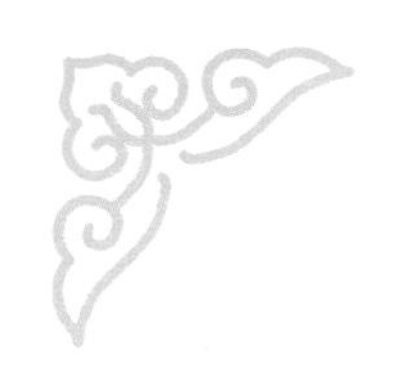

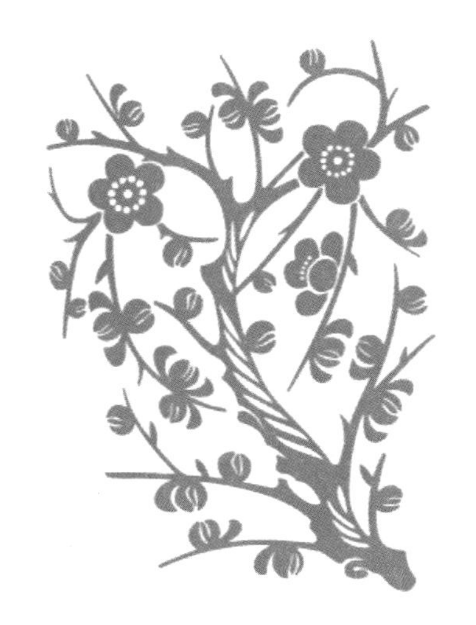

【推薦序】

我國的歷史發展淵遠流長，老祖宗們在千年前就發明了農曆曆法來制定時間，以配合人們的日常生活。更在曆法中設置二十四個節氣，將一年分為立春、雨水、驚蟄、春分、清明、穀雨、立夏、小滿、芒種、夏至、小暑、大暑、立秋、處暑、白露、秋分、寒露、霜降、立冬、小雪、大雪、冬至、小寒、大寒等節氣，讓農民能根據節氣進行春耕、夏耘、秋收、冬藏等農事活動，以順應四時，五穀不絕。民間為此還有首簡單的《節氣歌》流傳：「春雨驚春清穀天，夏滿芒夏暑相連，秋處露秋寒霜降，冬雪雪冬小大寒。」時至今日，二十四節氣曆法仍舊存在於民間，影響著各行各業。

而養生之道，在歷代均廣受重視，漸漸先祖們發現「天人合一，順應四時」養生更是重要。《黃帝內經》上說：「四時陰陽者，萬物之根本也，所以聖人春夏養陽，秋冬養陰，以從其根。」清朝高士宗的《素問直解》：「春夏養陽，使少陽之氣生，太陽之氣長；秋冬養陰，使太陰之氣收，少陰之氣藏。」張志聰則在《素問集注》中提到：「春夏之時，陽盛於外而虛於內；秋冬之時，陰盛於外而虛於內。故聖人春夏養陽，秋冬養陰，以從其根而培養之。」由此可見。

中國傳統醫學正是符合這種天人合一、陰陽協調的整體養生觀念，認為人們如若能隨著自然秩序而作，故能健康

長壽，反道而行，則會傷身礙神。因此，當大都會文化出版社的編輯朋友，拿了這本根據二十四節氣訂定的養生經典請我推薦，我自是高興地接受了。本書是根據季節中一個個節氣撰寫，並引經據典，收錄先聖先賢的養生智慧，及歷朝歷代的養生精髓，復加上中西雙方醫學知識的融合，實妙不可言。首先提到的風俗單元，講述不同節氣中流傳下來的民俗文化、風土民情，既讓人追本溯源又添趣味性；起居方面，中國傳統醫學兼併現代西方醫學，將各節氣的常發疾病述說分明，教人調養生息；運動方面，依各節氣的經絡走向安排運功鍊氣，修身健氣；飲食方面，遵從中醫原理列定藥膳食療，頤身養神；藥方方面，針對該節氣好發疾病開方建議，治病防疾；最後的房事單元，則將該節氣應當注意的房事節律和禁忌一一闡述，如若遵循則保精聚氣、抗衰延壽。

本書內容豐富，集結養生精華，而順應節氣時令的安排，更是與養生健康之道相合，實爲新世代的養生保健觀念，故推薦讀者朋友閱讀，相信定能讓各位於日常生活中有所獲得。

中國醫藥大學　醫學博士

吳龍源醫師

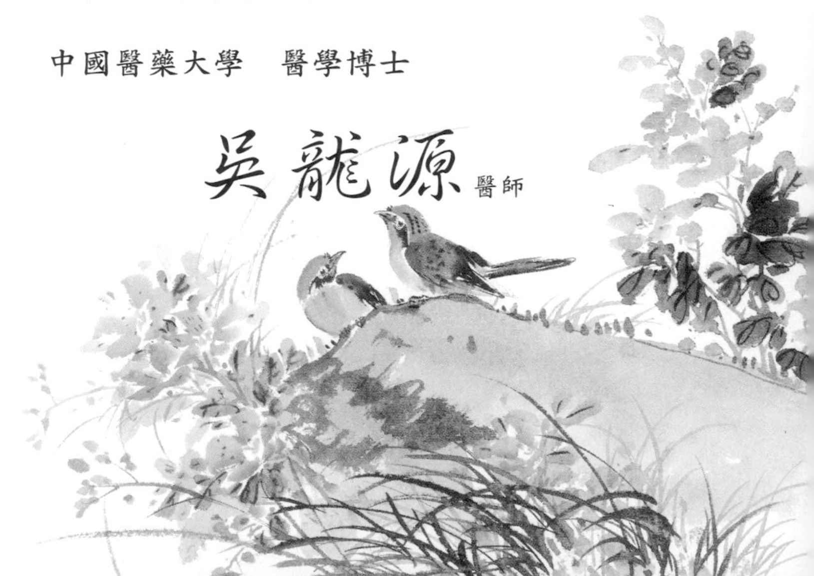

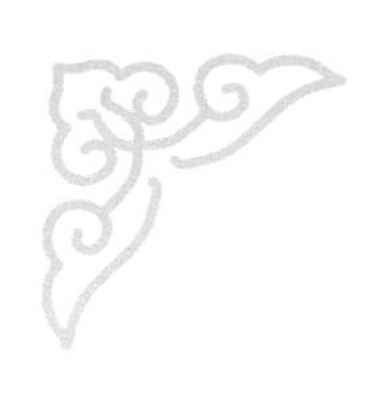

【目錄】

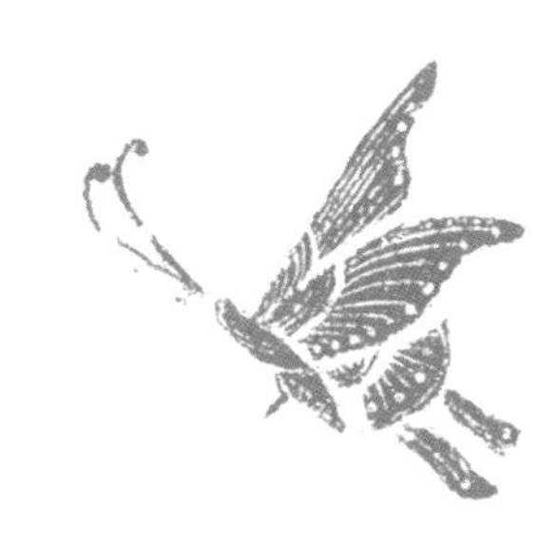

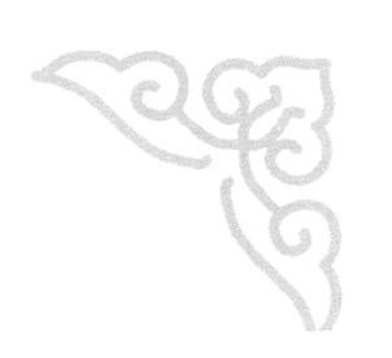

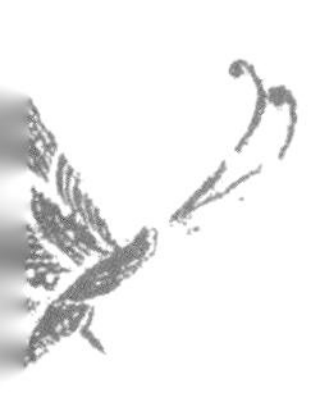

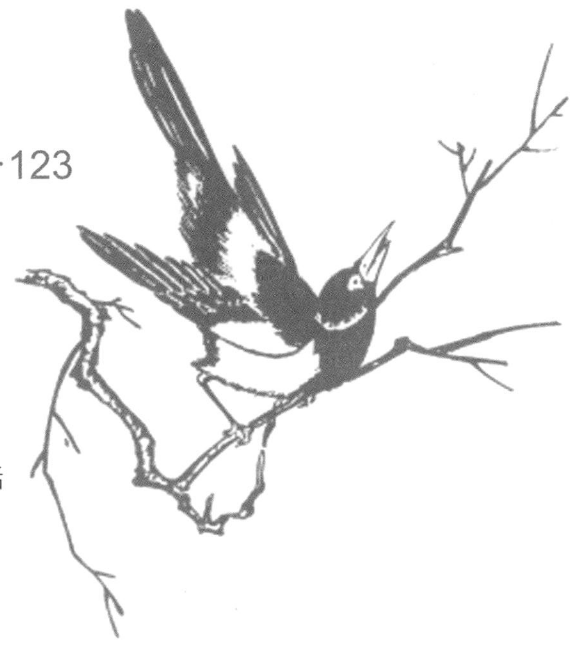

【前言】

本書以中國古代「天人合一，順應四時」的養生法則為基礎，重點介紹了季節變換、節氣交替中的養生方法，其中收錄了古代最行之有效、最有價值的養生功法及食療方劑，並結合現代一些科學的食療理論及鍛鍊方法，使讀者能夠輕鬆掌握延緩衰老、永保青春及祛病延年的祕訣。

一、時序養生的重要性

《老子》上說：「人法地，地法天，天法道，道法自然。」

《黃帝內經》上說：「四時陰陽者，萬物之根本也，所以聖人春夏養陽，秋冬養陰，以從其根。」

《養老奉親書》上說：「人能執天道生殺之理，法四時運用而行，自然疾病不生，長年可保。」

由此可見，我們的祖先在幾千年以前就認識到了順應四時，效法自然的養生之道。我國傳統醫學及養生學認為，人是存在於宇宙之間的一個小宇宙，宇宙中各種變化會對人體有影響，人體也會對宇宙的各種變化有感應。自然界的寒來暑往等興衰變化，風雨雷電等自然現象，尤其是四時節氣交替及其所帶來的風寒暑濕燥熱等氣候環境，對人的情緒及健康有著重要影響。所以我們的祖先認為想長壽延年，就要順應四時，通過修煉達到天人合一的境界，並認為服藥保健不如通過調養心神而進行形體修煉。

《黃帝內經》中說：「聖人不治已病治未病」，認為人們應該在身體沒有得病的時候通過保養和鍛鍊提高身體的免疫能力，從而杜絕疾病的發生，達到保健的效果。清代著名醫學家汪昂在《勿藥元詮》中說：「夫病已成而後藥之，譬猶渴而鑿井，鬥而鑄兵，不亦晚乎？」指出往往由於人們在病症明顯時才去治療，就好比口渴了才去鑿井，戰爭已經開始了才去鑄造兵器，會使病情延誤而不能得到很好的治療。這也是自黃帝以來的所有醫家與道家的養生觀點。防微杜漸，預防為主，治療為輔，這也是現代養生保健的重要方法。而節氣交換之際，氣溫變化大，是人體致病的主要因素。所以根據二十四節氣的各自氣候特點，有重點地進行身體保養對疾病的預防有著積極的意義。

相傳漢武帝有一次東巡泰山，見一老翁的後背發出幾尺高的白光，便問他是不是學了長生不死的道術。老

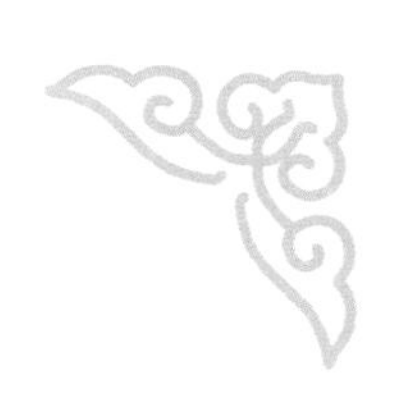

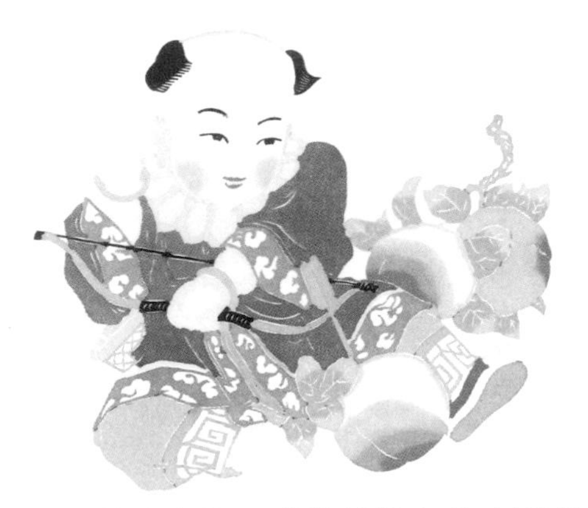

翁對漢武帝說：「我曾經在八十五歲的時候，衰老得頭髮變白，牙齒掉落，甚至生命垂危。有一位道士告訴我要常吃棗，並且只喝水而不吃五穀糧食，並且傳授我一個神枕方，讓我在枕頭裡放三十二種中藥，其中有二十四味藥是無毒的，以應一年的二十四節氣，八味藥是有毒的，以應自然界的八風。我按照他所說的去做，漸漸頭上長出了黑髮，口中也長出了新牙，並且一天走上三百多里地也不覺得累。我今年已經一百八十歲了，本該成仙，可是我卻顧戀子孫，便在二十年前開始又以人間的五穀雜糧為食，可是由於我每天枕著神枕，所以仍然不曾衰老。」漢武帝仔細打量這位老翁，發覺他也就像五十來歲的樣子。便向他的鄰居們打聽情況，結果鄰居們的說詞完全一樣。於是漢武帝便從他那裡討到了神枕方，只是不能像他那樣只飲水而不食五穀。

這個傳說聽著有點玄虛，只不過漢武帝在歷史上是一位極其好色的皇帝，他活了七十歲，這在歷代的好色皇帝中可算作是高壽的了。當然這與他注重養生修煉是分不開的。也正因為如此，所以後世的修煉家們才把他附會於仙丹妙藥的故事中。可是在今天的文明社會裡，有些人並不好色，並且很注重身體的保養，講究衛生，參加各種體育運動，然而卻無法得到一個健康的身體，甚至過早離開人世。並且這些人中，大部分是知識水平較高的人群，甚至有些人就是運動員、醫生和養生學家。這是為什麼呢？其實關鍵就在於對養生知識的錯誤理解和片面認識。尤其不懂得順應四時的養生原理，只知對身體備加呵護，最終卻導致身體適應自然的能力降低，無法適應不同節氣的氣候變化，使身體日漸脆弱，無法抵禦自然界的春瘟、秋燥、夏暑和冬寒；或者違背時序養生法則進行體育鍛鍊，到頭來事與願違，仍無法逃脫風寒暑濕燥熱六淫對身體的傷害。

元朝的《飲膳正要》收錄了神枕的藥方：「用五月五日、七月七日取山林柏，以為枕，長一尺二寸，高四寸，空中容一斗二升。以柏心赤者為蓋，厚二分，蓋致之令密，又使開閉也。又鑽蓋上為三行，每行四十九孔，凡一百四十七孔，令容粟大。用下項藥：芎藭、當歸、白芷、辛夷、杜衡、白朮、藁本、木蘭、蜀椒、桂、乾薑、防風、人參、桔梗、白薇、荊實、肉蓯蓉、飛廉、柏實、薏苡仁、款冬花、白衡、秦椒、環蕪凡二十四物，以應二十四氣。烏頭、附子、藜蘆、皂角、茵草、礬石、半夏、細辛八物毒者，以應八風。右三十二物各一兩，皆咀嚼。以毒藥上安之，滿枕中，用囊以衣枕。百日面有光澤，一年體中無疾，一一皆癒而身盡香。四年白髮變黑，齒落重生，耳目聰明。」

這小小藥方其實不過是古代養生成就中的滄海一粟，而古代關於時令養生的理論與方法，卻是一條堅固的船，可以載你駛向健康長壽的彼岸。

二、淺說二十四節氣

我國古代將一年分成自立春至大寒共二十四個節氣，以表徵一年中天文、季節、氣候與農業生產的關係。它是中國古代獨特的創造。作為一部完整的農業氣候曆，在指導傳統農業生產上發揮了較大作用，所以沿用至今。

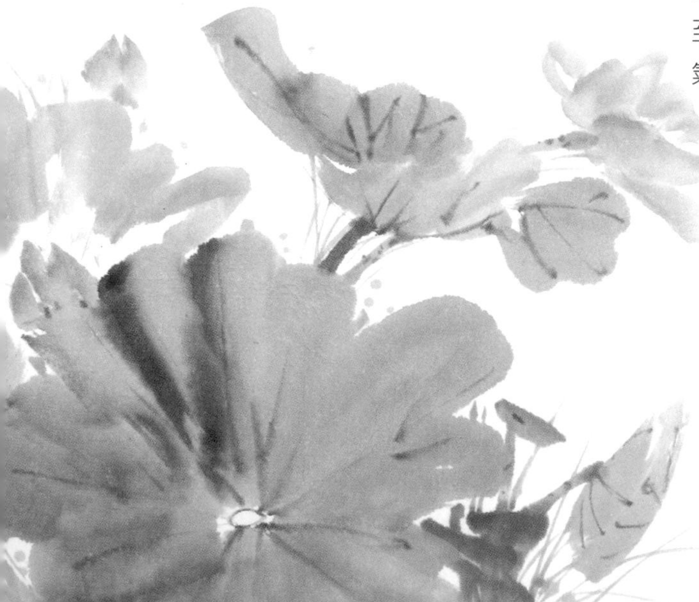

地球每365天5時48分46秒圍繞太陽公轉一周，每24小時還要自轉一周。由於地球旋轉的軌道面同赤道面不是一致的，而是保持一定的傾斜，所以一年四季太陽光直射到地球的位置是不同的。以北半球來講，太陽直射在北緯23.5度時，天文上就稱為夏至；太陽直射在南緯23.5度時稱為冬至；夏至和冬至即指已經到了夏、冬兩季的中間了。一年中太陽兩次直射在赤道上時，就分別為春分和秋分，這也就到了春、秋兩季的中間，這兩天白晝和黑夜一樣長。反映四季變化的節氣有：立春、春分、立夏、夏至、立秋、秋分、立冬、冬至8個節氣。其中立春、立夏、立秋、立冬叫做「四立」，表示四季開始的意思。反映溫度變化的有：小暑、大暑、處暑、小寒、大寒5個節氣。反映天氣現象的有：雨水、穀雨、白露、寒露、霜降、小雪、大雪7個節氣。反映物候現象的有驚蟄、清明、小滿、芒種四個節氣。

二十四節氣的形成和發展與傳統農業生產的發展緊密相連。農業發展初期，由於播種和收穫等農事活動的需要，開始探索農業生產的季節規律，出現了春種、夏長、秋收、冬藏的概念。春秋戰國以後隨著鐵製農具的出現，農業生產對季節性的要求更高了，就逐漸形成了節氣的概念。春秋時已用土圭測日影定節氣。最初只有夏至、冬至，隨後逐漸增加了春分、秋分及立春、立夏、立秋、立冬。西漢《淮南子·天文訓》中始有完整的二十四節氣的記載，它是以北斗星斗柄的方位定節氣。定立春為陰曆的正月節（節氣），雨水為正月中（中氣），依此類推。全年共十二節氣和十二中氣，後人就把節氣和中氣統稱為節氣。二十四節氣後傳入韓國、日本等鄰國。日本在江戶時代（1603～1867）開始採用，並傳至今日。

節氣交替產生的天氣變化對人的生理有很大的影響。通過科學研究人們發現，人的血色素在夏季降低，在冬季升高。人體的白血球在冬季較高，12月份最高。人體的血小板在3～4月份較高，在8月份降低。成年人的凝血酶原在冬、春季時低，並在氣團活動及氣壓變化時出現波動。人體內的纖維蛋白原冬季低於夏季，冷鋒後可降低。人體內的血清蛋白、總蛋白數自冬至夏會減少，白蛋白夏天高，冬天低，球蛋白冬季高，夏季低。人體的血容量會在冷氣團、冷鋒後降低，受熱後增加。人體二氧化碳的結合力在12月份最高，6月份最低。人體的血磷在2月份最低，夏秋最高。人體的血鈣在2～3月份最低，8月份最高。血鎂在2月份最低，12月最高。血碘在冬季最低，夏季最高。人體毛細管的抵抗力會在冷鋒後增強，暖鋒後降低。人體組織的穿透力會在冷鋒後減少，暖鋒後增強。

節氣交替所產生氣象中的溫度、濕度和氣壓的變化，對人身體的健康有著重要影響。其中氣壓與人體健康關係尤其密切。氣壓與人體的影響，概括起來分為生理和心理方面。

氣壓對人體生理的影響主要是影響人體內氧氣的供應。人每天需要大約750毫克的氧氣，其中20%為大腦耗用。當自然界氣壓下降時，大氣中氧分壓、肺泡的氧分壓和動脈血氧飽和度都隨之下降，導致人體發生一系列生理反應。以從低地登到高山為例，因為氣壓下降，機體為補償缺氧就加快呼吸及血循環，出現呼吸急促、心率加快的現象。由於人體（特別是腦）缺氧，還出現頭暈、頭痛、噁心、嘔吐和無力等症狀，甚至會發生肺水腫和昏迷，這也叫高山反應。

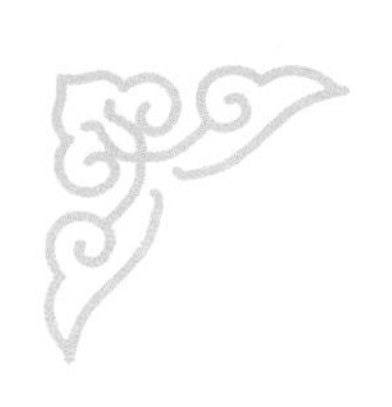

同時，氣壓還會影響人體的心理變化，主要是使人產生壓抑情緒。例如，低氣壓下的陰雨和下雪天氣、夏季雷雨前的高溫濕悶天氣，常使人抑鬱不適。而當人感到壓抑時，自律神經趨向緊張，釋放腎上腺素，引起血壓上升、心跳加快、呼吸急促等。同時，皮質醇被分解出來，引起胃酸分泌增多、血管易發生梗塞、血糖值急升等。另外，月氣壓最低值與人口死亡高峰出現有密切關係。有學者研究了72個月的當月氣壓最低值，發現48小時內共出現死亡高峰64次，出現機率高達88.9%。

由此可以看出，現代科學已證實了氣候變化對人體健康的影響。一年中的氣候，隨二十四節氣的不同而有所變化，各自有各自的特點，所以根據節氣的不同而採用不同的養生方法，才能有效地得到健康的身體。古代養生家們極注重不同時節採用不同的養生方法。在我國古代，一年二十四個節氣，每一個月兩個節氣，哪一個節氣應該吃些什麼東西，做些什麼運動，是很有講究的。我國古代的二十四節氣，不但是古人天文觀察上的成就及生活經驗的總結，而且包含著周易八卦及五行的辯證思想。

三、八卦與二十四節氣

我國最初用八卦中的震、離、兌、坎代表春、夏、秋、冬。由於每卦中有六個爻，所以四個卦共有二十四個爻以代表二十四節氣。東方春天是震卦五行屬木，南方夏天是離卦屬火，西方秋天是兌卦五行屬金，北方冬天是坎卦五行屬水。震卦、離卦、兌卦、坎卦，分四季每卦六爻，每一爻管十五日，每卦共管九十日，四卦共管三百六十日。

這樣，八卦中的六十四卦除掉震、離、兌、坎四個正卦則餘下60卦，共有360爻、每爻代表1日，共有360日。可是每年共有365.25日，所以尚有5.25日無爻可對，於是將此5.25日均分六十卦、如果每日為80分，則5.25日共為420分。將這420分均分六十卦，則每卦為7分，由於一爻生1日，一卦主6日，加上均來的7分，所以一卦配以6日7分。此即漢代著名易學家孟喜的「六日七分法」。由於古人將每個節氣的五天作為一候，所以一年有十二個月，二十四個節氣，七十二侯。

我國古代用八卦中的十二辟卦表示一年中十二個月的氣候變化，並且

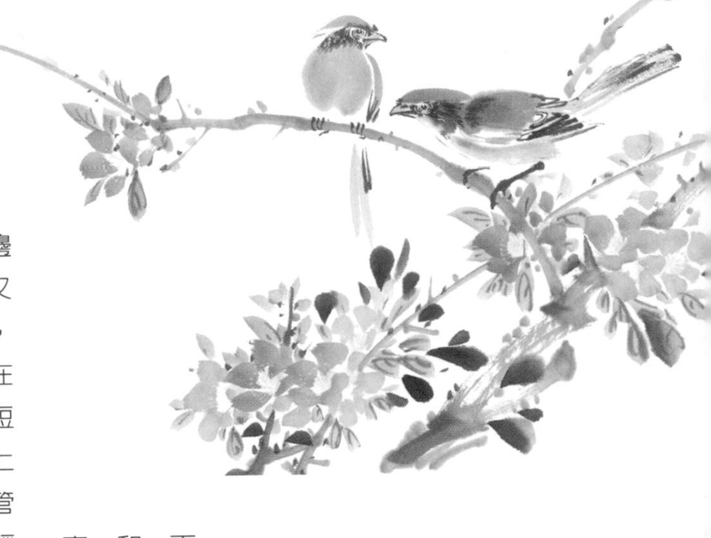

律呂證實每種氣候的來臨。律呂的發明，是在西北地區。陝西、河南邊界，有一種呂管，形狀據說像竹子又不是竹子，長短粗細有一定的標準，共有十二種，埋在地下，傳說是埋在天山的陰谷。由於這十二種管子長短不一，深入地下的長短也不同，而上端則是齊平的，管中充滿了蘆灰，管口用「竹衣」（竹子內的薄膜）輕輕貼上，到了冬至一陽生的時候，最長管子中的灰，首先受到地下陽氣上升的影響，便噴出管外，同時發出「嗡」的聲音，這就叫做黃鐘之音。然後每一個月有一根管子的灰噴出來，也發出不同的聲音。這樣由黃鐘、大呂、太簇、夾鐘、姑洗、中呂、蕤賓、林鐘、夷則、南宮、無射、應鐘分別發出的聲音，說明地球中的熱量正向體表擴散，地上的溫度開始慢慢升高。

黃鐘發出聲音，是在十一月，也是子月，極冬至一陽初生的時候，卦是復卦。到了十二月陽能又逐漸上升了些，初爻和第二爻都是陽爻，因為內卦變了，成為地澤臨卦。在節氣上，為小寒和大寒。

到了正氣是寅月，是地天泰卦，所謂「三陽開泰」，就是說已經有三個陽了。律呂是太簇之音，節氣是立春和雨水。二月是卯月，卦象內掛是乾卦，外卦是震卦，震為雷，雷天大壯。二月是大壯卦，此十節氣為驚蟄和春分。三月的卦，節氣是清明、穀雨，為夬卦，外卦是兌卦，兌為澤，內卦是乾卦，乾為天，澤天夬這個卦象，表現出地球物理的氣象，與我們生活息息相關，強大的陽能將戰勝弱小的陰能。

到了四月是乾卦，這時陽能到了極點，實際上每年最難受、最悶熱的是四月，跟著來的是五月。這個卦的六爻，陽氣開始減少了。於是夏至節氣來了，所謂冬至一陽生，夏至一陰生，開始回收了，以現代的地球物理來說，地球又開始吸收太陽的放射能進來了，就像人類的呼吸一樣，要吸氣了。到鄉下去觀察，就可看到土牆房屋的牆壁，在夏至以後便發霉了，表示潮溼來了，陰氣來了。人的身體保養要注意，如果多吹電扇，加上吃冰淇淋，沒有不生病的，那時生病的人特別多，就是這一陰生的關係。六月是小暑、大暑的節氣，所謂三伏天。這時常看到有些人去貼膏藥治病。這時是陽氣慢慢要退伏了，所以名為「伏」，每十天一伏，三伏有三十天。所以夏天我們體外感到很熱，這是身上的陽能向外放射，而身體的內部還是寒的，所以夏天的消化力，反而沒有冬天好。

七、八、九月，陰氣不斷增加，形成否、觀、剝三卦。最後在十月的立冬，成為純陰之坤卦。天氣上十月有一個小陽春，這時有幾天氣候的氣溫回升。這就是陰極則陽生的道理。

值得一提的是，古代的正月，是隨著朝代的更換而變化的。商朝曾把夏朝的十二月算作每年的第一月，周朝曾把周朝的十一月算作第一個月，秦始皇統一天下後，把十月算作每年的第一個月，直到漢武帝時，才又恢復成夏朝的月份排法，一直沿用至現在。這幾代王朝將自己更改後的第一個月，稱為正月，因為在他們看來，既然自己當了皇帝，居了正位，十二個月的次序便也要跟著他們「正」過來。可惜這些皇帝們只能改一下月份的次序，而四季的變化卻不能跟著變過來。由於當時文化及消息的傳播很落後，所以並不是全國所有的人都能知道月份的更改，於是月份便顯得有些混亂。在這種情況下，二十四節氣便因具有記時與表徵氣候的雙重作用，而備受人們的喜愛。尤其是以種田為生的農民。於是以立春雨水節氣作為正月，驚蟄春分作為二月的節氣記月法，便成為主流。正如古代流傳一首歌訣說：「正月立春雨水節，二月驚蟄及春分，三月清明併穀雨，四月立夏小滿方，五月芒種併夏至，六月小暑大暑當，七月立秋還處暑，八月白露秋分忙，九月寒露併雙降，十月立冬小雪漲，子月大雪併冬至，臘月小寒大寒昌。」

這種以二十四節氣代表月份的記時方法也被古代醫家、易學家、占卜家所採用。比如現在的八字算命中，仍然是以立春作為人們一歲的分界點，並以節氣劃分月份；醫學上根據節氣的變化而辯證地為病人開藥方，並且創建出許多配合二十四節氣的鍛鍊功法；相面術中往往根據人們臉色隨二十四節氣的變化推斷吉凶。二十四節氣就這樣包含著陰陽、八卦及五行的辯證哲學，而顯示其強大的生命力。目前，世上只要有華人的地方，

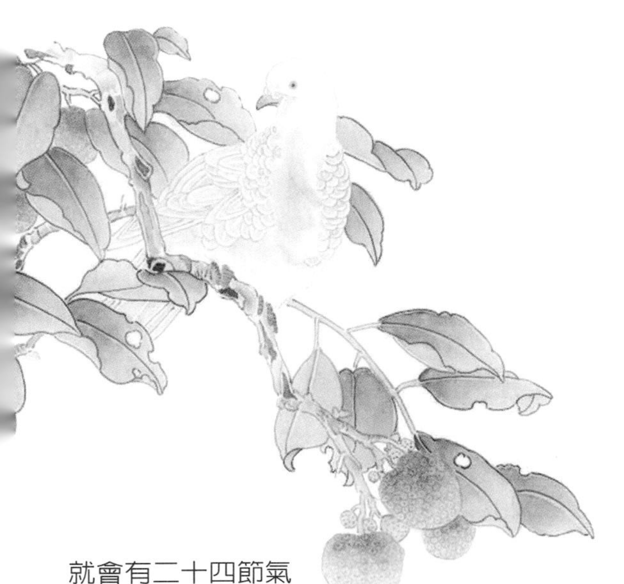

就會有二十四節氣的說法，並且會有因節氣而產生的各種風俗。配合二十四節氣的養生鍛鍊，也正在逐漸受到世人的重視。

本書以二十四節氣養生為重點，對不同時令的民俗生活、起居方法、運動養生、飲食藥方及房事等各方面進行論述，相信對喜愛養生修煉的人會有很大的幫助。當然，書中還難免存在一些缺點和問題，希望廣大讀者能與我們聯繫，提出寶貴意見。

【秋季養生開篇】

秋季包括立秋、處暑、白露、秋分、寒露6個節氣，是由熱轉涼，再由涼轉寒的過度性季節，氣候變化經歷了由熱轉涼，由涼轉寒兩個階段。立秋、處暑、白露的四十五天，其氣候特點是：一方面暑熱未消，秋陽似火，另一方面早晚有秋涼；在秋分、寒露、霜降的四十五天內，其氣候特點是：暑熱已消，秋涼逐漸加重而轉寒。這個季節，雨水少了，自然界萬物收藏，枝枯葉黃，碧草乾枯，一片肅殺景象。

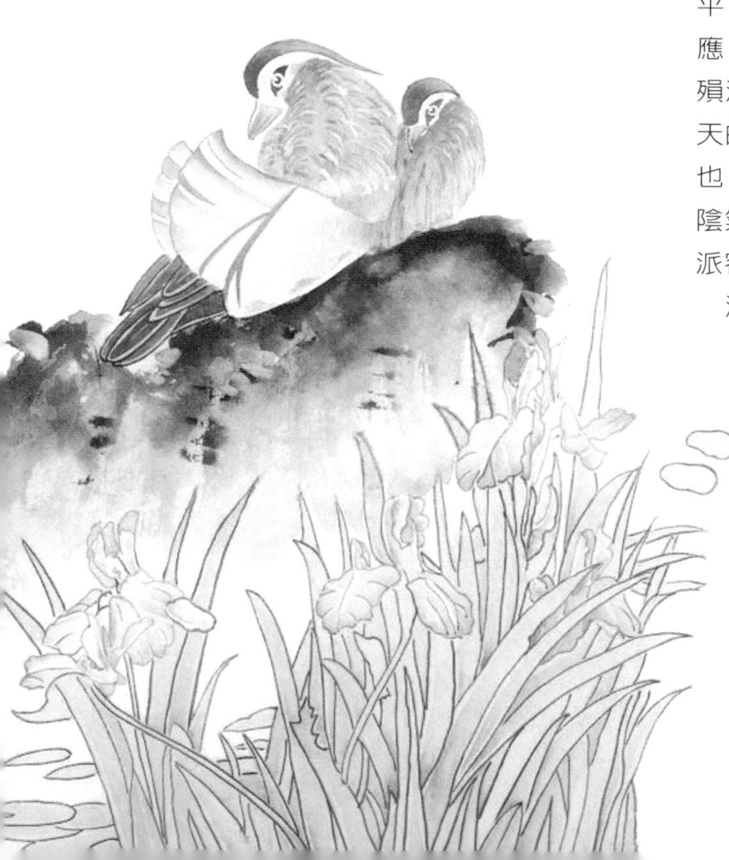

秋季氣候與自然界變化的主要特點為秋燥。其次是自然界由「生長」轉向「收藏」。此季節，宜早臥早起，與雞俱興，收斂神氣，使志安寧。肺旺肝弱，飲食宜減辛增酸，以養肝氣。因秋氣燥，所以宜食麻（芝麻）以潤其燥，禁冷飲及穿寒濕內衣。

《素問．四氣調神大論》中說：「秋三月，此謂容平，天氣以急，地氣以明。早臥早起，與雞俱興；使志安寧，以緩秋刑；收斂神氣，使秋氣平；無外其志，使肺氣清，此秋氣之應，養收之道也。逆之則傷肺，冬為飧泄，奉藏者少。」這裡所說的是秋天的養生之道，亦即秋天的養陰之道也。意思是說，秋季七、八、九月，陰氣已升，萬物果實已成，自然界一派容態平定的氣象。秋風勁急，物色清明，肅殺將至。人們要早睡，並要早起，雞鳴時即起，使志意安逸寧靜，以緩和秋季肅殺之氣的刑罰；應當收斂神氣，以應秋氣的收斂清肅；意志不要受外界干擾，以使肺氣清靜，這是應秋季收斂之氣，調養人體「收氣」的道理。如果人體違逆了秋季收斂之氣，就要傷害廢氣。秋季傷害了肺氣，到了冬季，就要發腹瀉的病變，這是因為人在秋季養「收氣」不足，到冬季奉養「藏氣」力量不夠的緣故。

秋季由於早晚溫差變化大，許多人鼻黏膜、嘴唇、口腔和皮膚就顯得乾燥，甚至流鼻血、唇乾裂、皮膚乾裂出血。秋季乾咳的患者也特別多，抱怨喉嚨很乾燥，怎麼喝水也都無法止渴，咽喉中痰亦很黏難以咳出，這就是燥咳。我國中醫認為「肺主肅降、失常易生喘咳；肺通調水道，失序則影響水液代謝；肺朝百脈，若病則易生心血管疾病；肺主皮毛，失調則引起皮膚炎。」六淫之一便是燥邪，因此，入秋就引起乾燥症狀，如呼吸、過敏異位性皮膚炎和腸胃炎及心血管疾病。為符合「春夏養陽，秋冬養陰」的養生原則，所以要注意滋陰潤肺，保津尤要，要多喝水，多食用補氣養陰之藥品如西洋參、麥門冬、玉竹、百合、生地、沙參等。不宜過度食用陽熱辛燥的藥物，如鹿茸、十全大補、肉桂、附子等。

秋燥咳嗽有溫燥與涼燥之分。溫燥的主要症狀為咳嗽少痰、咽乾不適、鼻燥口乾、手腳心熱等。治療宜辛涼甘潤，常用中藥為桑葉、杏仁、沙參、玉竹、麥冬、花粉、貝母、淡豆豉等。涼燥的主要症狀有乾咳痰少、咽乾唇燥、鼻塞、無汗、怕冷、頭痛、不發熱或發熱輕微等。治療宜化痰潤燥，常用中藥為紫蘇、杏仁、半夏、陳皮、前胡、桔梗、瓜簍、生薑、甘草等。除藥物治療外，不少蔬菜和水果也有生津潤燥的作用。例如，可用生梨1個（去核）加冰糖10克隔水蒸服；或用紅蘿蔔250克，洗淨後切成薄片，放在碗裡加白糖30公克，醃上幾小時後取汁飲服；或取鮮藕200克，隔水蒸熟後服用，亦可與粳米熬粥後服用。

秋燥是因自然界變化和人體體質相互作用而致，因此預防的方法主要是精神調攝與飲食調攝。秋風落葉，萬物凋零，常使人觸景生情，尤其是老年人易引起垂暮之感。為此，應調攝精神，保持神志安寧，收斂神氣，不使神思外馳。白天宜以平素所好的事物，隨意玩樂，並積極參加一些有益而力所能及的社會活動，保持樂觀向上的情緒，以走出淒涼的窘境。

在飲食上應多補充些水分以及水溶性維生素B和C，平時可多吃蘋果和綠葉蔬菜，以助生津防燥，滋陰潤肺。但秋天不應貪食瓜果，以防壞肚而損傷脾胃。也應少吃蔥、薑、蒜、

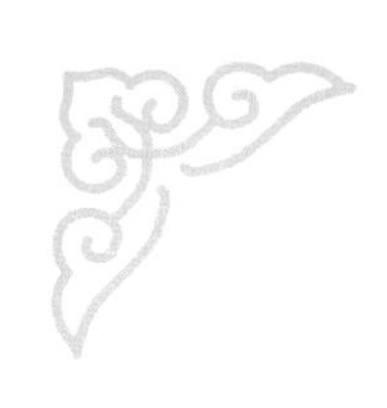

韭菜及辣椒等溫燥熱食物，否則夏熱未清，又生秋燥，易患溫病熱症。還應適當吃些高蛋白食物，如牛奶、雞蛋和豆類等，使人的大腦產生一種特殊物質，可消除抑鬱情緒。在生活起居上，除了注意天氣變化，適當添衣物外，為了提高人體對冬天的禦寒能力，某些呼吸道抵抗力較弱而患氣管炎的人，特別應當進行秋凍，以保證機體從夏熱順利的與秋涼「接軌」。以增強體質提高人體對氣候變化的適應性與抗寒能力。此外還應該加強身體鍛鍊，以調整陰陽，來提高身體對氣候變化的適應性，如可通過健身體操、跳舞、郊遊登山、氣功鍛鍊等方法來增強肺臟的生理功能。同時還應注意消除和避免誘發咳嗽的一些因素，如吸菸、喝酒以及煙霧、灰塵和有害氣味的刺激等。

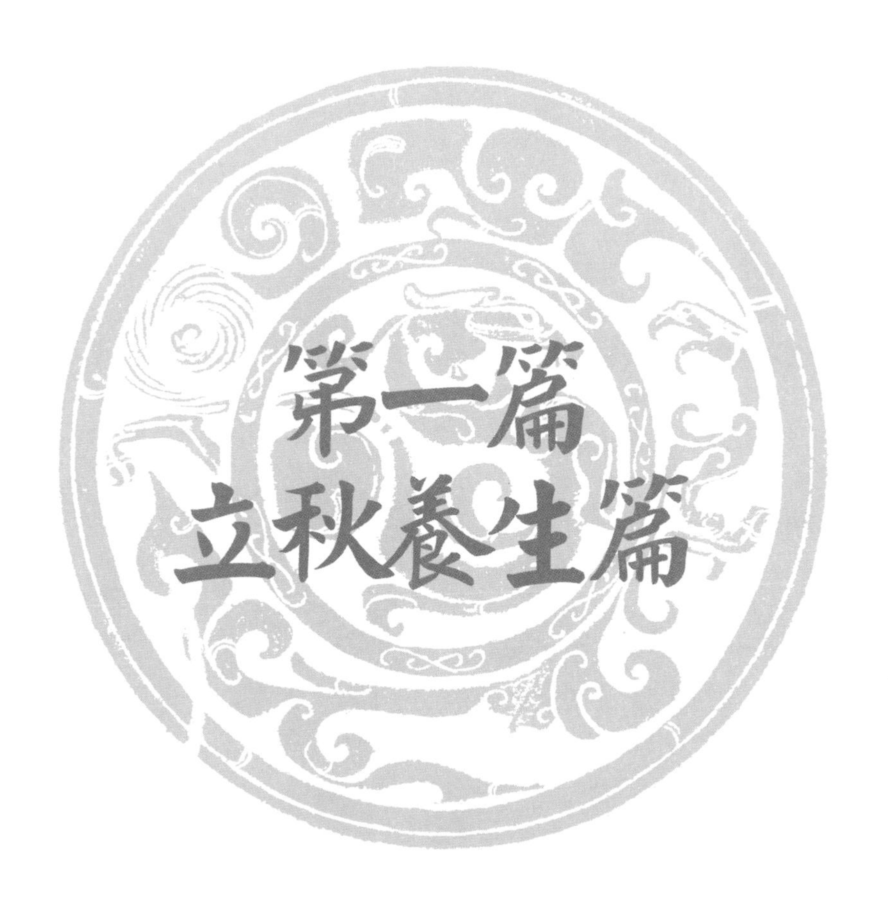

第一篇
立秋養生篇

【節氣諺語】

立秋無雨最堪憂，
作物從來只半收。

雷打秋，年冬高地半收，
低地水漂流。

風俗

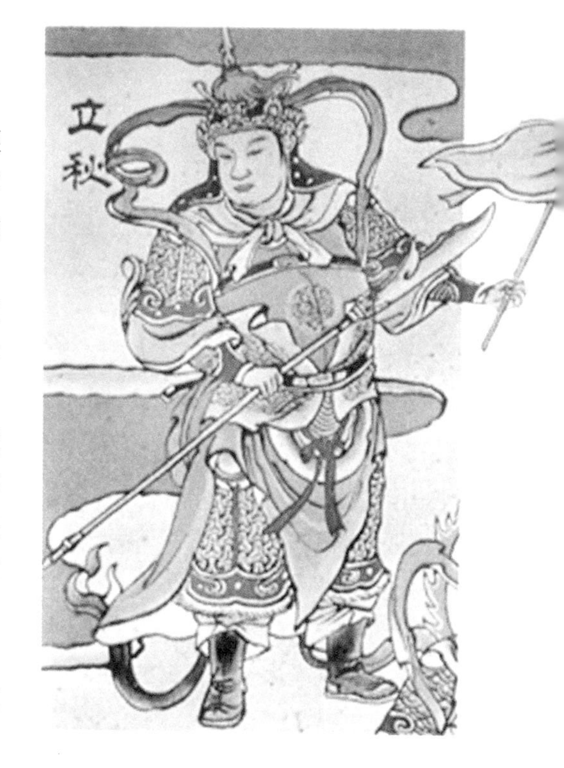

立秋時北斗指向西南，太陽黃經為135度，時值8月7日前後。「秋」字由禾與火字組成，是禾穀成熟的意思，立秋即是禾穀開始成熟的意思。從這一天起開始進入秋天，秋高氣爽，明月風輕，氣溫由最熱逐漸下降。有諺語說：「立秋之日涼風至」，即立秋是涼爽季節的開始，此時暑天的悶熱天氣已經沒有了，人身上也不再有年熱的感覺，儘管天氣還處於炎熱之中，但素有「秋老虎」之稱的高溫天氣卻已不同於使人煩悶的暑熱。

立秋日對農民朋友顯得尤為重要，有農諺說：「雷打秋，冬半收」，「立秋晴一日，農夫不用力」。這是說立秋日如果聽到雷聲，冬季時農作物就會欠收；如果立秋日天氣晴朗，必定可以風調雨順地過日子，農事不會有旱澇之憂，可以坐等豐收。此外，還有「七月秋樣樣收，六月秋樣樣丟」、「秋前北風秋後雨；秋後北風乾河底」的說法。也就是說，農曆七月立秋，五穀可望豐收，如果立秋後刮北風，本年冬天可能發生乾旱。

立秋三侯為：「一侯涼風至；二侯白露生；三侯寒蟬鳴。」這是說立秋過後，颳風時人門會感覺到涼爽，此時的風已不同於暑天中的熱風。接著，大地上早晨會有霧氣產生，並且秋天感陰而鳴的寒蟬也開始鳴叫。此時八卦為天地否卦，卦象中下面三個陰爻，上面三個陽爻。由此可見此時陽氣已不再強盛，陰氣開始增強。

在我國古代，有立秋迎秋的風俗，此日的前三天，太史便要竭告天子某日為立秋日，天子於是開始齋戒，到了立秋日親率三公九卿及諸侯大夫，到西郊九里之處設壇迎秋，迎秋回來後天子要犒賞三軍將士。象徵秋日盛德的白虎，漢朝未央宮有白虎闕，後來，人們認為白虎不吉祥，到唐朝的大明宮改為月華門，宋、元改為西華門，明朝用西安門，不再以白虎稱西門。

此時節氣中有中國情人節，俗稱七夕節，又稱乞巧節、女兒節、雙七節、香橋會或巧節會，是流傳於全國各地的傳統文化節日，時在農曆七月初七之夜。據傳說該夜牛郎織女在天河相會，少女們向其乞求巧智，故而得名。

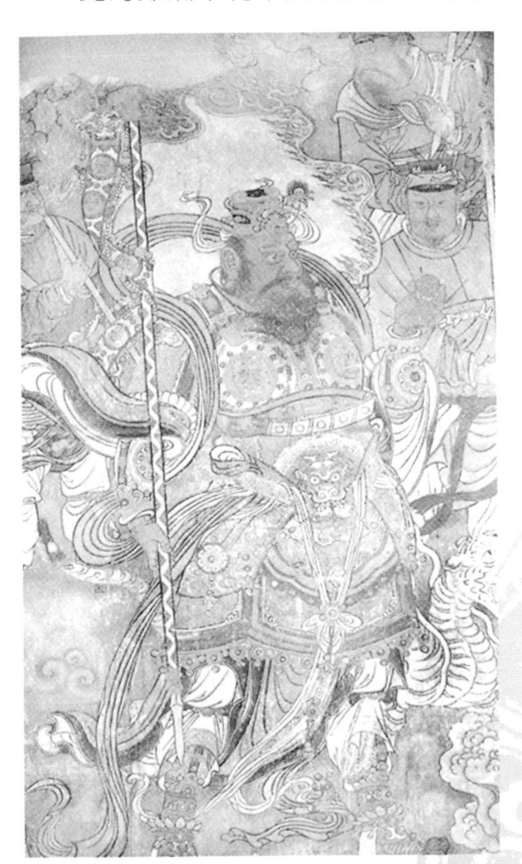

乞巧節由遠古的天象崇拜演化而來。《更小正》即有「七月，初昏，織女正東向鄉」的記載，漢代的《古詩十九首》中已見牛郎織女愛情故事的雛型；同時《淮南子》裡出現烏鴉填河成橋渡織女的傳說，民間有了七夕觀星和穿針、曝衣的習俗。在晉代，便盛行向牛郎、織女二星祈福的儀式，到了南北朝便形成「乞巧之禮」。從隋唐開始，貴家結乞巧樓，民間搭乞巧棚，街邊有乞巧市，均蔚為風氣，相繼產生男孩把神、化生之禮、七娘會、水上浮、種穀飯、乞雙七水、聽私語、接牛女淚、香橋會、染紅指甲、看天河、送健繩等等習俗，為時人所重視。其中特別是臨風埋錢、背後穿針、分辨蛛絲細密、以花針漂浮水面、比賽巧果等遊戲，常可衡量人的智能與巧思，深為女孩所喜愛，「乞巧」反映出了她們追求靈巧的心態。

乞巧節的食俗主要體現在「巧果」

上。此宴多由花糕、花點和花瓜、花果組成。前兩種又稱「乞巧果子」，有麥、米做的，有豆、薯做的，皆呈風禽走獸、奇花異果、珍寶玩物形態，五光十色，玲瓏剔透；後兩種即是「瓜果切雕」，在各種時鮮瓜果（如西瓜、蜜桃、香蕉、蘋果、鴨梨、脆藕、紫菱、金瓜之類）上雕刻出吉祥的圖案或祝福的文字，用以點綴節日氣氛。

巧果宴主要用於祭祀，當夜陳列在庭院之中，一方面向天空織女星表示虔誠的敬意，一方面展示少女的慧心巧手，並乞求天神指點技藝。祭祀完畢，供品可以自食，也可饋贈小姊妹或親屬。

古代關於七夕乞巧的記載很多，如宋朝吳自牧的《夢梁錄》中記載：「其日晚晡時，傾城兒童子女，不論貧富，皆著新衣。富貴之家，於高樓危謝，安排筵會，以賞節序。又於廣庭中設香案及酒果逐令女郎望月瞻斗列拜，次乞巧於女、牛。或取小蜘蛛，以金銀小盒盛之，次早覷其網絲圓正，多為『得巧』。」

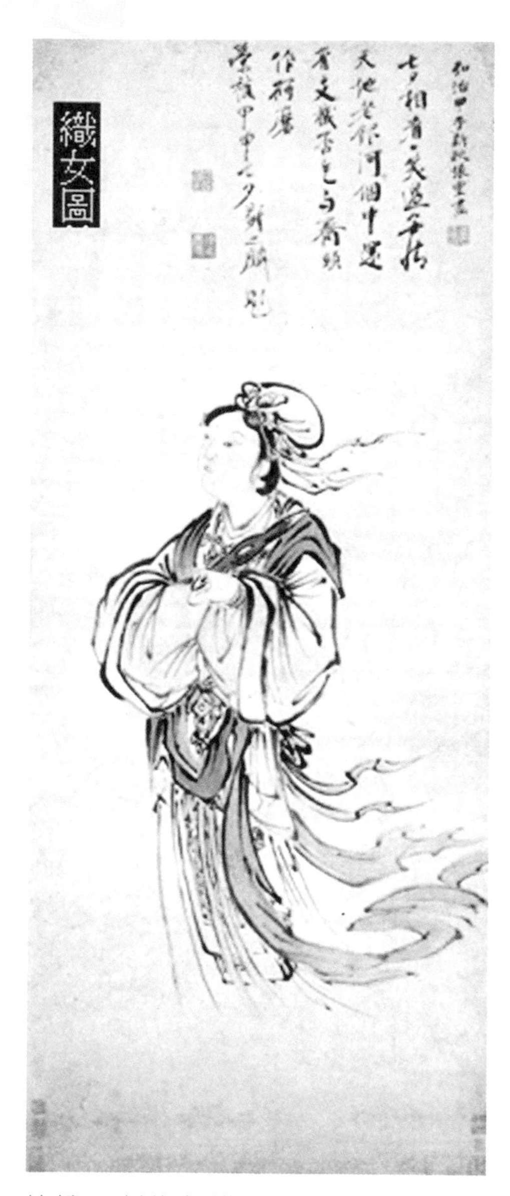

宋朝的陳元靚的《歲時廣記》記載：「（乞巧棚）」內擺五色彩剪成的仙樓，刻牛郎織女像及先人等於其上，以乞巧。小兒則置筆硯紙墨於牽牛位前，書曰『某乞聰明』；女孩則

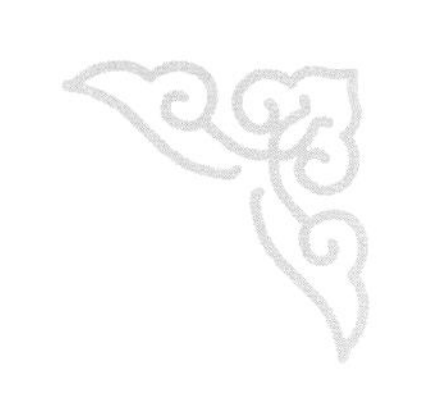

置針線箱於織女位前，書曰『某乞巧』。」

清末胡朴安的《中華全國風俗志》記載：「廣州風俗，案重七夕，實則初六夜也。諸女士每逢是夕，於廣庭設鵲橋，陳瓜果，焚壇捕，燕巨燭，錦屏繡椅，靚妝列坐，任人入觀不禁，至三更而罷，極一時之盛。」

由此可知，古人對這個節日是很重視的，這也反應出古人對心靈手巧和美好愛情的強烈願望。

農曆七月七日同時也是魁星的誕辰，所以這天也有拜魁星的習俗，此習俗盛行於清朝。魁星即二十八宿中的魁宿，因其為北斗七星中的第一顆星，所以也稱為魁星。古時科舉公布名次時，先公布第六名，再公布前五名，這前五名便稱為「五魁」，狀元即為魁首。魁星被認為是科舉之神，所以這日古代文人要向魁星祭拜。魁星與文昌帝君、朱衣神君、呂洞賓及關聖帝君合稱為文昌五君，供奉於文昌祠中。古代蛙與魁同音，所以福建地區此日讀書人有買蛙放生的習俗。此日據說還是七娘媽的誕辰，故在七夕有拜祭七娘媽的習俗。據說七娘媽為金牛星座朱的七顆小星，是織女的保護神。七娘媽可保佑兒童平安，所以當孩子周歲時要到七娘媽廟祈願，以後每年七夕都要對七娘媽進行祭拜。祭拜的方式與乞巧類似，黃昏時分在門前或庭院中舉行，供品為以雞冠花及圓仔花為主的應時花束，還有白粉、胭脂、毛巾和一盆水，以供七娘媽梳洗用。供品中還要供上油飯和用紅線穿著的銅錢或鎖片，拜祭中還要燒五彩紙與金紙。拜祭完後，要將一半的白粉、胭脂及花束扔到房頂上，而用紅線穿的銅錢或鎖片，則給孩子掛上，以後每年一換，一直到孩子十六歲。孩子十六歲時，要到七娘媽廟去還願，供品為麵線、粽子及用彩紙紮成的七娘媽亭，以感謝七娘媽保佑自己一直到十六歲，拜祭完後焚亭並摘下用紅線所穿的銅錢或鎖片，以示自己已經成年。

起居

立秋是進入秋季的初始，《管子》中記載：「秋者陰氣始下，故萬物收。」在秋季養生中，《素問．四氣調神大論》指出：「夫四時陰陽者，萬物之根本也，所以聖人春夏養陽，秋冬養陰，以從其根，故與萬物沉浮於生長之門，逆其根則伐其本，壞其

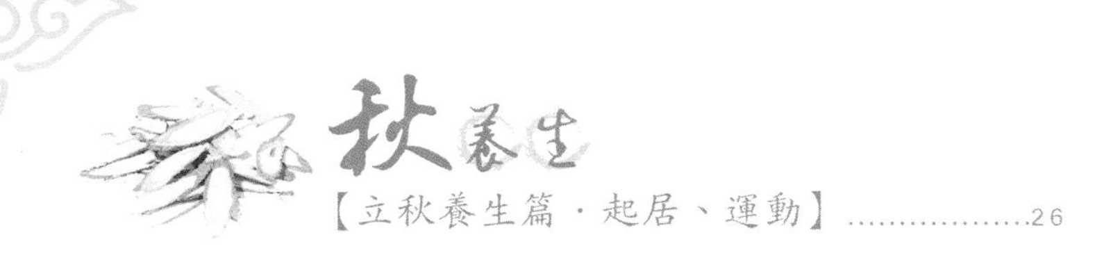

真矣。」此乃古人對四時調攝之宗旨，告誡人們，順應四時養生要知道春生夏長秋收冬藏的自然規律。

立秋時，天氣仍然很熱，但是已沒有夏天的溼度大，因為秋天的氣候特點為乾燥。按照中醫理論，立秋後肺功能開始處於旺盛時期。肺在金木水火土五行中屬金，其性為燥。肺在志為悲（憂），悲憂易傷肺，肺氣虛則機體對不良刺激的耐受性下降，易生悲憂之情緒，所以在進行自我調養時切不可背離自然規律，循其古人之綱要「使志安寧，以緩秋刑，收斂神氣，使秋氣平；無外其志，使肺氣清，此秋氣之應，養收之道也。」

從五行生旺推算，可知此時肝臟、心臟及脾胃都處於衰弱階段，所以要注意加強對這些器官的保養。這個節氣裡人們最容易患陰暑的病症，由於此時已有習習的涼風，不像夏天那樣一天到晚總是又熱又悶，所以人們往往會盡情享受這立秋後的一絲涼意，結果卻使身體受涼而產生高溫頭痛的病症。

由於此節氣氣溫仍然很高，各種食品極易腐敗變質，又由於此時生食的瓜果蔬菜極多，所以不良飲食習慣或食物不潔都容易導致腸胃疾病的發生。另外，因為時值暑期旅遊旺季，國人前往東南亞或其他熱帶國家旅遊時，常因一時飲食衛生的疏忽，導致腸胃道感染。症狀包括腹痛、腹脹、腹瀉、腹鳴、噁心嘔吐等。

對於一般腹瀉患者，除了要內服藥物和注意休息外，特別要重視飲食調理配合治療，減輕病狀，恢復健康。在飲食調理上，要以富於營養而又起到治療作用為原則，要限制粗糙纖維食物與強刺激性食品，以保護腸胃黏膜和腸道功能。因此，患者應吃些流質飲食，如米湯、稍濃茶水、檸檬茶，有條件的可飲優酪乳，因優酪乳較有營養，又可抑制腸道有害細菌生長，同時也有收斂作用。其他如藕粉、果汁、果凍、蘋果泥、軟麵、菜湯、蛋湯等，這些食物脂肪含量低，且易於消化吸收。

預防的辦法是：注意飲食衛生和飲水衛生，處理好糞便，消滅蒼蠅；養成飯前便後洗手的習慣不喝生水，不吃零食，不吃腐敗變質的食物，生吃瓜果要用流動的水多清洗幾遍，或削皮後再吃；食具要按時煮沸消毒；抵抗力弱的老人及孩子不要與病人接觸，以免受病菌感染；食大蒜能夠收

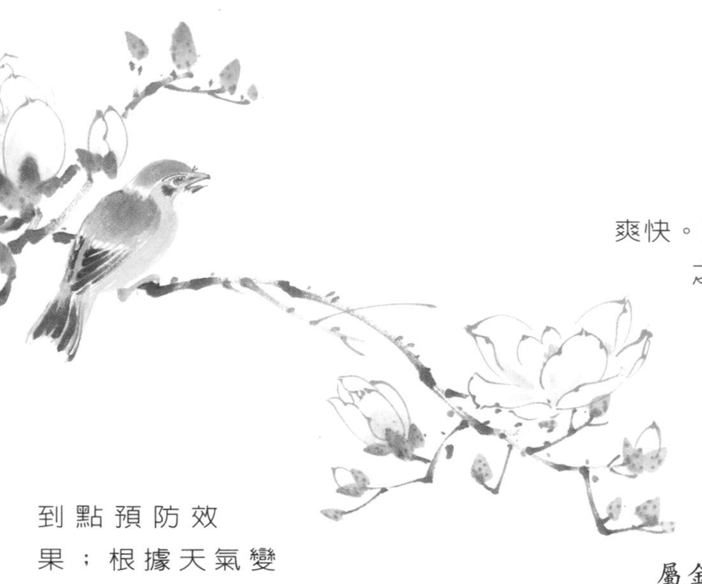

到點預防效果；根據天氣變化，注意穿脫衣服，夜間睡眠要蓋好被子，防止感冒和肚子著涼。

本節氣在精神調養上，要注意內心平和寧靜，保持心情舒暢，切忌悲憂傷感，即使遇到傷感的事，也應主動予以排解，以避肅殺之氣，同時收斂神氣，以適應秋天容平之氣。

起居調養上，應做到「早臥早起，與雞俱興」，早睡可調養人體中的陽氣，早起則可使肺氣得以舒展，且防收斂之太過。立秋之時，暑熱未盡，雖有涼風時至，但天氣變化無常，早晚溫差大，白天仍然炎熱異常。此節氣中多加強夜裡的睡眠時間很有道理，正好借此以補償夏日的睡眠不足，秋季早睡，完全符合「養收之道」的養生原則。立秋後的早晨是鍛鍊身體的最佳時間，此時不冷不熱、氣溫宜人，天高氣爽、使人精神爽快。凌晨5點起床，選擇清幽之處，或河畔江邊，或林蔭大道，進行鍛鍊，很有益身體健康 。

【編按：人體之五臟五行對應為心屬火、肝屬木、脾屬土、肺屬金、腎屬水。《內經》中提到人有喜、怒、思、憂（悲）、恐五志，並分屬五臟，亦即心在志為喜、肝在志為怒、脾在志為思、肺在志為悲、腎在志為恐，又「怒傷肝，悲勝怒」、「喜傷心，恐勝喜」、「思傷脾、怒勝思」、「憂傷肺，喜勝憂」、「恐傷腎，思勝悲」。】

運動

一、立秋七月節坐功

《遵生八箋》中原文如下：「運主太陰四氣。時配足少陽膽相火。坐功：每日丑、寅時正坐，兩手托地，縮體閉息，聳身上踴，凡七八度，叩齒，吐納，咽液。治病：補虛益損，去腰腎積氣，口苦，善太息，心脅痛不能反側，面塵，體無澤，足外熱，頭痛，頷痛，目銳眥痛，缺盆腫痛，

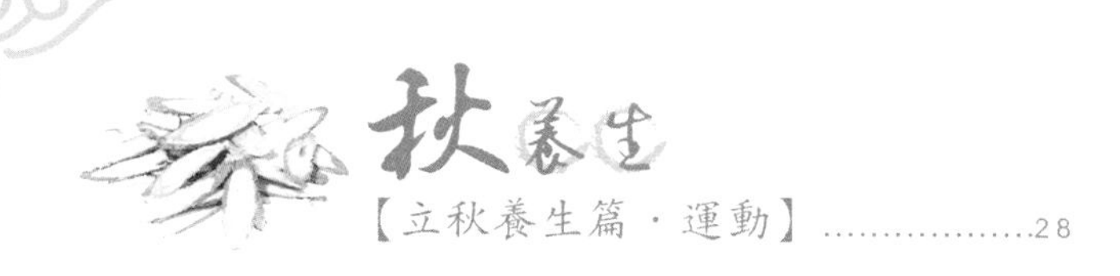

腋下腫，汗出，振寒。」

立秋是秋季的開始。立秋後氣溫開始下降，自然界的陽氣漸收，陰氣漸長。本法以「立秋」命名，正是針對這一時令特點而制定的氣功鍛鍊方法，適宜於立秋時節鍛鍊，可於立秋時開始，練至處暑為止。立秋時節人體疾病在經絡方面的表現多以足少陽膽經為主。足少陽膽經起於目外眥，過聽會，上至頭角，下耳後，折回上行，經頭額至眉上，又向後折至風池穴，下行至肩，前行入缺盆。其直行者從缺盆下腋，沿胸側，過季脅，下環跳，沿下肢外側中線過股、膝脛至外踝之前，沿足背行出於第四趾外側端。其經並有經脈分布於目、耳、面頰、頸部等。主要病症有往來寒熱、口苦、善太息、胸脅痛、偏頭痛、目銳眥痛、缺盆痛、瘰癧、股膝、小腿外側及第四足趾等處疼痛等。文中所述本法主治病症即屬此類，採用本功法鍛鍊，有較好的防治作用。

適應病症：補虛益損、去腰腎積氣、口苦、常歎息、心脅痛不敢翻身、面色灰暗、皮乾枯黃、外翻足、頭痛、下頷痛、眼眶乾痛、坐骨腫痛、腋下浮腫、多汗、畏寒等症。

具體方法：每日凌晨三至七點時，正坐，雙手按地，蜷縮身體，屏住呼吸，用手支撐身體離開地面，約七至八次，然後牙齒叩動三十六次，調息吐納，津液咽入丹田九次。

【編按：聽會位於耳珠前下方，即張嘴時出現的凹陷處。風池穴位在枕骨之下、髮際凹陷處。缺盆位於鎖骨上緣中間凹陷處。季脅位於側腹小肋骨下方。環跳在股骨外側，即大腿與臀部凹陷處。】

二、灸食傷穴功

適應病症：腹脹傷食、胃寒。

具體方法：坐沙發或椅子上，用艾卷灸腳底食傷名灸穴，每次灸20分鐘，每天灸兩次。

【編按：食傷穴位置在足底趾側緣，第二關節處，左右腳都各有一穴。】

三、尿頻抑制功

適應病症：慢性腸炎、尿頻。

具體方法：自然站立，雙腳分開與肩同寬，雙臂自然下垂，掌心朝內側，中指指尖緊貼風市穴，拔頂，舌抵上顎，提肛，淨除心中雜念。兩眼平遠視，兩臂側平上起45度，手心向前，大姆指向上，合谷張開，意念大拇指和食指，大拇指向前、向下翻轉至極度，然後放鬆，自然回到原來位置，此為一次，連續翻轉20分鐘即可收功，此功最好早晚各練一次。

【編按：風市穴位於大腿外側中線上。】

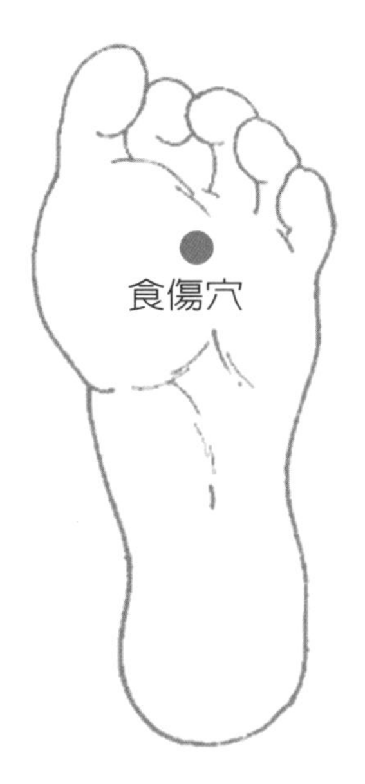

四、艾灸臍下功

適應病症：腹水、腸鳴症。

具體方法：坐在沙發上，或躺在床上，用艾卷灸肚臍下三分處，每次灸15分鐘。

五、意守指樁功

適應病症：又吐又瀉。

具體方法：兩腳開立，略寬於肩，腳尖微內扣，兩臂自然下垂，兩掌心貼近股骨外側，屈膝下蹲，以膝蓋尖不超過腳尖為度，頭頂正直，舌頂上顎，體重平均在兩腳。全身放鬆，兩小臂向上抬起與水平線呈10度角，小臂上舉手掌與肘平，距離與肩同寬，十個手指微分開，放鬆，意念手指甲，想十個指甲要脫落，每次站10至20分鐘。

六、呬字補肺功

呬，讀「ㄒㄧˋ」。口型為兩唇微後收，上下齒相合而不接觸，舌尖插上下之縫，微出。雙腿自然站立，輕輕吸氣，然後呼氣念四字，兩手從小腹前抬起，逐漸轉掌心向上，至兩乳平，兩臂外旋，翻轉手心向外成立掌，指尖對喉，然後左右展臂寬胸，推掌如鳥張翼。呼氣盡，又隨吸氣之勢兩臂自然下落垂於體側，如此重複六次，調息。

此功法也可採用坐式修煉。《道藏・玉軸經》稱此為「秋季吐納健身法」，具體做法是：清晨洗漱後，於室內閉目靜坐，先叩齒36次，再用舌

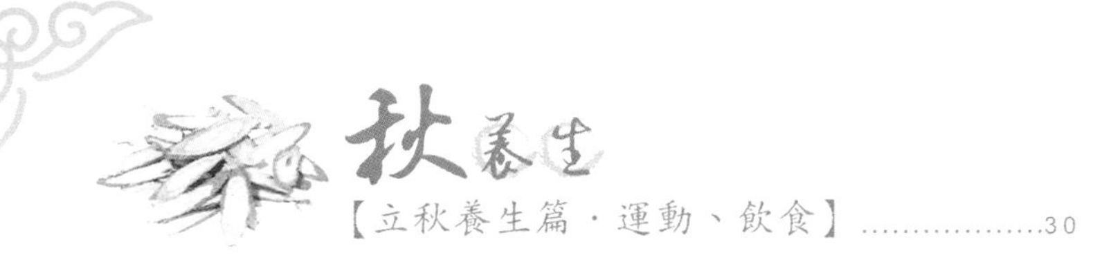

在口中攪動，待口裡津液盈滿，漱練幾遍，分三次咽下，並意送至丹田，稍停片刻，緩緩做腹式深呼吸。吸氣時，舌舔上顎，用鼻吸氣，用意送至丹田，再將氣慢慢從口中呼出，呼氣時要默念字，但不要出聲。如此反覆30次。秋季堅持此功，有保肺健身之功效。

飲食

《素問・臟氣法時論》說：「肺主秋……肺收斂，急食酸以收之，用酸補之，辛瀉之。」可見酸味收斂肺氣，辛味發散瀉肺，秋天宜收不宜散，所以要盡量少吃蔥、薑等辛味之品，適當多食酸味果蔬。秋時肺金當令，肺金太旺則克肝木，故《金匱要略》又有「秋不食肺」之說。秋季燥氣當令，易傷津液，故飲食應以滋陰潤肺為宜。《飲膳正要》說：「秋氣燥，宜食麻以潤其燥，禁寒飲。」更有主張入秋宜食生地粥以滋陰潤燥。總之，秋季時節可適當食用芝麻、糯米、粳米、蜂蜜、枇杷、鳳梨、乳品等食物，以益胃生津。

一、食療方

1.生地粥

配方：生地黃25克，米75克，白糖少許。

做法：生地黃鮮品洗淨細切後，用適量清水在火上煮沸約30分鐘後，瀝出藥汁，再煮一次，兩次藥液合併後濃縮至100毫升，備用。將米洗淨煮成白粥，趁熱加入生地黃藥液，攪勻，食用時加入適量白糖調味即可。

功效：滋陰益胃，涼血生津。本方還可作肺結核、糖尿病患者之膳食。

2.黃精煨肘

配方：黃精9克，黨參9克，大棗5枚，豬肘750克，生薑15克，蔥適量。

做法：黃精切薄片，黨參切短節，裝紗布袋內，紮口。大棗洗淨待用。豬肘刮洗乾淨，入沸水鍋內焯去血水，撈出待用。薑、蔥洗淨拍破待用。以上食物同放入沙鍋中，注入適量清水，置武火（大火）上燒沸，撇盡浮沫，改文火（小火）繼續煨至汁濃肘黏，去除藥包，肘、湯、大棗同時裝入碗內即成。

功效：補脾潤肺。對脾胃虛弱、飲食不振、肺虛咳嗽、病後體弱者尤為適宜。

3.五彩蜜珠果

配方：蘋果1個，梨1個，鳳梨半個，楊梅10粒，荸薺10粒，檸檬1個，白糖適量。

做法：蘋果、梨、鳳梨洗淨去皮，分別用圓珠勺挖成圓珠，荸薺洗淨去皮，楊梅洗淨待用。將白糖加入50毫升清水中，置於鍋內燒熱溶解，冷卻後加入檸檬汁，把五種水果擺成喜歡的圖案，食用時將糖汁倒入水果之上，即可。

功效：生津止渴，和胃消食。

4.醋椒魚

配方：黃魚1條，香菜、蔥、薑、胡椒粉、黃酒、麻油、味精、鮮湯、白醋、鹽、植物油等食材各適量。

做法：黃魚洗淨後剞成花刀紋備用，蔥、薑洗淨切絲。油鍋燒熱，魚下鍋兩面煎至見黃，撈出瀝乾油。鍋內放少量油，熱後，將胡椒粉、薑絲入鍋略加煸炒，隨即加入鮮湯、酒、鹽、魚，燒至魚熟，撈起放入深盤內，散上蔥絲、香菜。鍋內湯汁燒開加入白醋、味精、麻油攪勻倒入魚盤內即可。

功效：健脾開胃，填精，益氣。

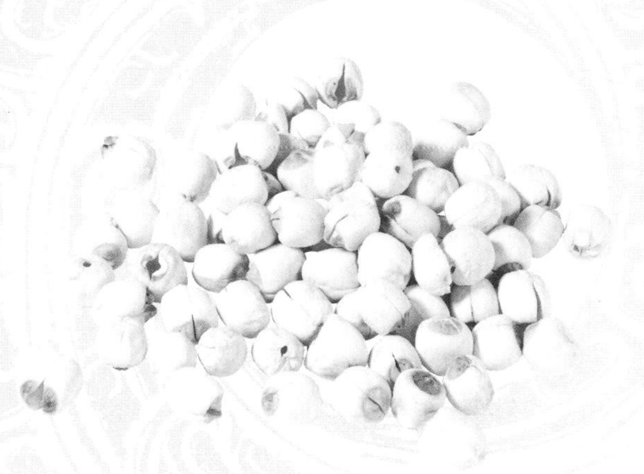

5.百合銀耳蓮子粥

配方：百合20克，銀耳40克、蓮子15克，糯米80克，冰糖適量。

做法：將百合、銀耳、蓮子、糯米洗淨煮粥，熟時加入冰糖食用。

功效：其中百合潤肺止咳、清心安神，銀耳潤肺生津、養胃提神，蓮子健脾止瀉、清心安神，粳米補中益氣、健脾益胃。

6.楊梅煎

配方：楊梅15克。

服法：楊梅煎服，或燒研，用米湯服下，每次5克，每日2次。

功效：治腹痛、泄瀉。

7.麻油蔥油汁

配方：蔥白10根，生麻油適量。

做法：蔥白洗切，搗絞汁，調入生麻油一匙。

服法：空腹飲用，每天2次，連續服3天。

功效：治腹痛。

8.胡椒細末

配方：白胡椒10粒，酒適量。

做法：將白胡椒粒研成細末，再搭配酒沖服。

功效：治療因食用生冷食品或受寒所致的腹痛。

9.蔥粥方

配方：蔥白10根，牛乳200毫升，米60克。

做法：將蔥白、米洗淘乾淨，蔥白切細，放入牛乳中煮沸，然後放入米及水適量，煮為稀粥服食。

功效：治血虛寒凝所引起的臍下急痛等症。

10.鯽魚生薑湯

配方：生薑30克，桔皮10克，胡椒3克，鯽魚1條（約250克）。

做法：魚去雜洗淨，將生薑、桔皮、胡椒用紗布包紮放入魚肚中，加適量水文火煨煮，熟時放入少許食鹽調味。

服法：空腹喝湯食魚。

功效：治中寒型腹痛、食慾不振、消化不良、虛弱無力。

11.杞春酒

配方：常春果200克，枸杞子200克。

做法：將上藥搗破裂，置於淨瓶中，以好酒1.5公斤浸之，經7日後開取。

服法：每日3次，每次1～2杯。

功效：治腹中冷痛。

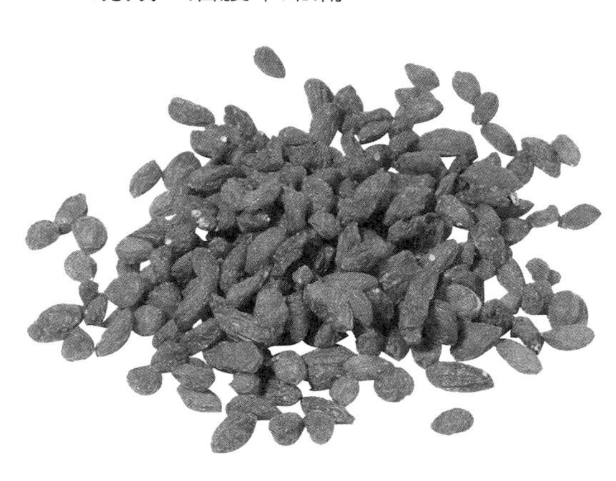

12.甜蕎麥麵

配方：蕎麥麵6克，砂糖適量。

服法：蕎麥麵炒後加砂糖、水調服之，或當飯吃。

功效：治絞腸痧痛。

13.百合芡實粥

配方：芡實、百合各60克。

做法：將芡實與百合煮成稀粥食用。

功效：治慢性泄瀉、五更瀉（黎明前出現腹痛下瀉症狀）。

按注：一方用芡實配淮山藥，其效更佳。

14.小米湯

配方：小米適量。

做法：將小米加水煮服。

功效：治腹痛。

15.焦米湯

配方：米適量。

做法：將米（或小米）炒焦，然後熬稀粥。

功效：治腹瀉。

16.榴皮玉米

配方：玉米500克，石榴皮125克。

服法：將玉米和石榴皮炒黃研成細末，日服3次。根據兒童年齡大小，每次適當服數克。

功效：治小兒消化不良所引起的腹瀉。

17.紅糖饅頭

配方：饅頭、紅糖適量。

做法：饅頭烤焦壓成末，加紅糖適量，開水沖服。

服法：一日3次。

功效：治腹瀉。

18.棗米藥糖粥

配方：紅棗10枚，薏米20克，山藥30克，乾薑3片，紅糖15克，糯米30克。

做法：按常法共煮作粥服食。

功效：治慢性腹瀉。

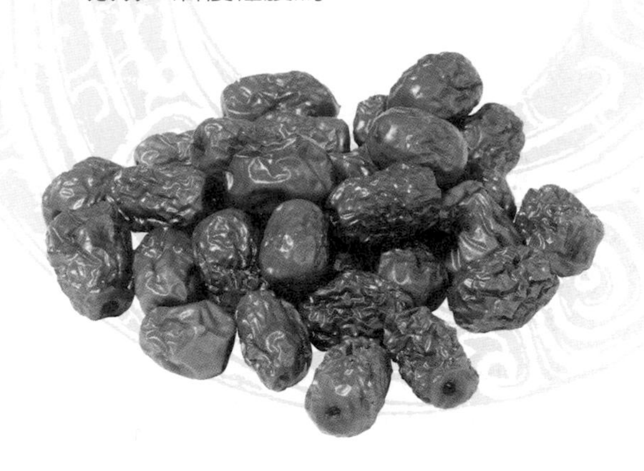

19.大棗薏梅湯

配方：大棗、薏米、扁豆各一兩。

做法：用中型碗舀兩碗水於鍋中，將上述三味放入水內，小火煮至一碗趁熱食用。

服法：以傍晚食用為佳，輕者一次即癒，重者加次。

功效：治便溏。

20.煨栗子

配方：栗子30顆。

做法：文火煨栗，分二次食完。

功效：治輕度腹瀉。

21.大蒜方

配方：大蒜適量。

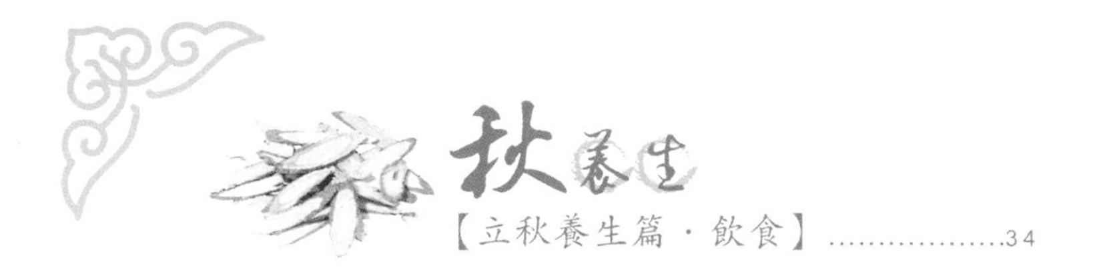

服法：每次1瓣蒜，每天3次，連續食用或將大蒜15克搗爛，用白糖水沖服，每次5～20毫升。

功效：治腹瀉。

22.山楂方

配方：焦山楂10克。

做法：研末，開水沖服。

功效：治傷食（飲食不當）、腹瀉。

按注：一方加綠豆。

服法：每次1瓣蒜，每天3次，

23.核桃方

配方：核桃數個。

做法：核桃（帶殼）放火上燒透研細，用溫開水沖服。

服法：每天2次，3天為1療程，成人每次3個核桃，7～14歲每次2個核桃，3～6歲每次1個核桃，3歲以下每次半個核桃。

功效：治腹瀉、水瀉。

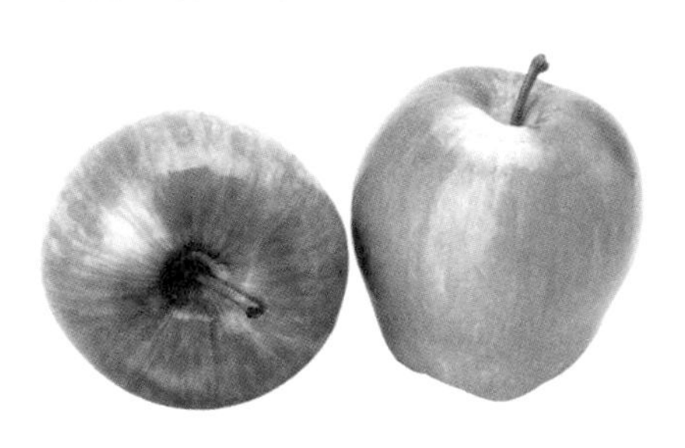

24.蘋果方

配方：蘋果乾粉15克。

做法：空腹時，溫開水調服。

服法：每天2～3次。

功效：治慢性腹瀉。

25.艾葉蛋

配方：雞蛋2個，艾葉適量。

做法：鮮雞蛋用艾葉包好放灶火內燒熟，去艾食蛋。

功效：治腹瀉。

26.莧菜葉湯

配方：莧菜葉60克。

做法：莧菜葉煎湯服用。

功效：治腹瀉。

27.大棗末

配方：大棗若干。

做法：將大棗去核，文火焙乾，研磨為末。

服法：每次服15克，兌王薑末5克，白開水送服，早晚各一次。

功效：治便溏。

28.扁豆苡棗粥

配方：扁豆、薏苡仁、紅棗各15克，粳米50克。

做法：共煮成粥，加白糖少許，分2次當點心食用。

功效：治脾虛泄瀉。

29.雞蛋烏梅湯

配方：烏梅10個，雞蛋1顆。

做法：烏梅、雞蛋煎湯服用。

功效：治腹瀉。

30.紅糖黃酒飲

配方：紅糖60克，黃酒120克。

做法：紅糖、黃酒混合煎服，隔四小時服1次。

功效：治單純性腹瀉。

按注：一方單用黃酒。

31.薑汁牛肉

配方：老薑數塊，鮮牛肉100～150克。

做法：老薑榨汁，鮮牛肉100～150克切碎，剁成肉泥狀，加入30～40滴薑汁，再放些醬油、花生油拌勻。待燜米飯時，將薑汁肉倒入飯內蒸熟（約15分鐘）即可食用。

功效：治病後脾胃虛弱、神疲乏力、大便溏泄、久瀉脫肛以及體虛浮腫等。

32.牛肚苡仁粥

配方：牛肚一個，苡仁120克，米100克。

做法：上述各品共煮粥食用。

功效：治脾虛便溏。

33.紅豆糖蓮肉

配方：紅豆、蓮子肉各50克。

做法：加水煮爛，入適量白糖，分2次當作點心食用。

功效：治脾虛泄瀉。

34.豬肚山藥粥

配方：豬肚1個，米100克，淮山藥15克。

做法：上述三味加水共煮成粥，加鹽、生薑調味食之。

功效：治脾胃虛弱、腹瀉。

35.粟米山藥大棗粥

配方：粟米30克，淮山藥15克，大棗5枚。

做法：上述三品煮粥食用。

功效：治脾胃虛弱之泄瀉。

36.羊肉粥

配方：羊肉150克，米250克，淮山藥50克，扁豆25克。

做法：羊肉切絲，與其餘三品共

煮粥食之。

功效：治脾虛腹瀉。

按注：一方單用羊肉，一方用羊肉麵粉。

37.淮藥金糕

配方：淮山藥300克，麵粉100克，豆沙100克，白砂糖150克，香精適量。

做法：將淮山藥打成細粉，加入麵粉和清水揉勻，搓成粗細均勻的長條，分成16個麵劑（小麵糰）。將豆沙放在盤內，加入100克白砂糖及香精，拌勻成餡。把麵劑做成中間稍厚邊緣稍薄的圓皮，逐個加入豆沙餡，收嚴口，桿成圓餅，用筷子蘸紅色素水在餅上打紅印。然後鍋油燒至七成熱時，逐個下鍋炸成金黃色浮起，撈出再加白糖50克即成。

功效：治脾虛泄瀉。

38.山藥羊肉粥

配方：羊肉300克，山藥500克，粳米150克。

做法：將羊肉煮熟研成泥狀，山藥搗碎。取羊肉湯與羊肉泥、山藥、粳米同煮為粥，加適量精鹽、生薑、味精等調味，酌量分服。

功效：治傷食泄瀉。

39.無花果燉豬肉

配方：無花果乾品50克，瘦豬肉250克。

做法：將豬肉洗淨，加水適量，入無花果，入鍋隔水燉熟，調味食用。

功效：治慢性結腸炎。

按注：一方單用無花果。

40.茴香菜包子

配方：茴香、麵粉各適量。

做法：用茴香做餡，如常法包包子，常食。

功效：治腹脹、食慾不振。

41.黃鱔內金隔水蒸

配方：黃鱔1條，雞內金6克，調料適量。

做法：黃鱔去內臟洗淨，加雞內金放鍋中隔水蒸熟。用醬油調味服食，每天1次，連服數天。

功效：治小腸吸收不良症。

藥方

1.下痢蔬果療方

◎白茄子500克，生薑10克。每日1

劑，分2次水煎服。

◎馬齒莧120克。將馬齒莧洗淨，瀝乾水分，搗爛絞汁，取原汁服用。每日2～3次。

◎南瓜根150克。每日1劑，分2次水煎服。

◎蘋果皮20克，陳皮10克，生薑6克。每日1劑，分2次水煎服。

◎大蒜2個。將大蒜去皮，切成細末，拌入食物內生食。每日1劑，分2次服用。

◎大蒜2個，炒山楂30克。每日1劑，分2次水煎服。

◎苦瓜葉適量。將苦瓜葉曬乾，研為細末，貯瓶備用。每日2～3次。每次服6克。

◎楊梅200克，白酒400克。將楊梅放入瓶內，倒入白酒密封浸泡10日。每日2次，每次食楊梅1～2枚。

◎薑汁25克，蘿蔔汁150克，蜂蜜50克，濃茶1杯。將諸汁倒入大碗內調勻，隔水蒸至溫熱，1次服完。每日2次。

◎馬齒莧50克，茶葉15克，紅糖30克。每日1劑，2次水煎，當茶飲用，連服3～6天。

◎陳皮10克，茶葉15克。每日1劑，分2次水煎服。

◎石榴皮20克，紅糖適量。每日1劑，分2次水煎服，服前加入適量紅糖。

◎胡椒末1.5克，茶葉（炒焦）3克，紅糖15克。每日1劑，用沸水沖泡，當茶飲用。

◎甜菜（連根）3棵。每日1劑，分2次水煎服。

◎烏梅10克，黃連12克。每日1劑，分2次水煎服。

◎黃瓜藤15克，乾薑10克，黃連15克。每日1劑，分2次水煎服。

◎蕃石榴（芭樂）2顆。將果實去籽，加點水打成果汁飲用。

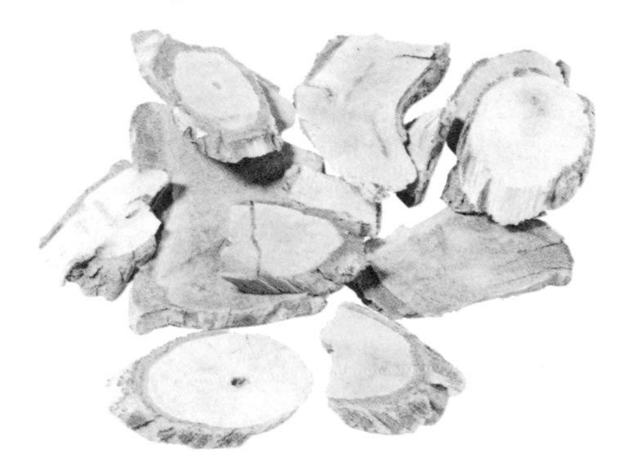

2.腹痛、腹瀉藥方

◎**葛根黃連黃芩湯**：葛根6克，黃連、黃芩各3克，甘草2克。以水煎服。

◎**柴胡桂枝湯**：柴胡5克，半夏4克，桂枝2.5克，黃芩、芍藥、人參、大棗、生薑各2克，甘草1.5克。以水煎服。

◎**半夏瀉心湯**：半夏5克，黃芩、人參、甘草、大棗、乾薑各2.5克，黃連1克。以水煎服。

◎**甘草瀉心湯**：甘草4克，半夏5克，黃芩、人參、大棗、乾薑各2.5克，黃連1克。以水煎服。

◎**生薑瀉心湯**：生薑2克，乾薑1.5克，黃芩、人參、甘草、大棗各2.5克，半夏5克，黃連1克。以水煎服。

◎**黃連湯**：黃連、桂枝、人參、甘草、大棗、乾薑各3克，半夏6克。以水煎服。

◎**黃芩湯**：黃芩、大棗各4克，芍藥、甘草各3克。以水煎服。

◎**胃風湯**：茯苓4克，當歸、白朮、人參、川芎、芍藥各3克，桂枝2克，粟米5克。分2次水煎服，飯後溫服。

房事

為適應「春夏養陽，秋冬養陰」的養生原則，秋天的性生活亦應當有所減少。不過由於春秋兩季氣候宜人，所以在秋天人們一般性生活還是比夏天要多的，這是不符合養生原則的，因為此節氣人體陰盛陽衰，過度的性生活對身體害處很大。故此在這一節氣中談談預防房事過度的知識。

常言道：「縱慾摧人老」、「房勞促短命」，這些話並非危言聳聽，而是寓有科學道理。唐代著名醫學家孫思邈說：「恣意情慾，則命同朝霞也」。據現代研究認為，性生活過度，會導致內分泌失調，免疫防禦功能減退，對各種疾病抵抗力減弱，致使代謝功能反常，易引起各種疾病、腫瘤發病率增高。所以，古人說：「淫聲美色，破骨之斧鋸也。」在封建社會裡，皇帝設有三宮六院七十二妃，或貴族大臣，妻妾成群，生活放蕩糜爛，雖然他們每天山珍海味，美酒佳餚，但到頭來多是惡病纏身，過早夭折。目前，一些青年人盲目追求所謂「性自由」，放縱性生活，甚至性生活紊亂，這都是極為有害的。尤其是中老年人更應節制房事，這是由於他們的腎精已經虧少，再「縱欲貪歡」，腎精耗竭，則促其衰亡。因此，中醫養生學主張節慾保精，保得一分精液，多延一分壽命。

避免房事頻繁，不是一朝一夕之事，應當從青年時就開始做起，直至老年，始終如一。

首先，要行房有度。度，就是適度，即不能恣其情慾，漫無節制。不少養生家都主張成年之後當隨著年齡的增長而逐漸減少，至老年宜斷慾。如《千金要方》中指出：「人年二十者，四日一泄；三十者，八日一泄；四十者，十六日一泄；五十者，二十日一泄；六十者，閉精不泄，若體力猶壯者，一月一泄。」對書中所述的入房次數，歷代養生家多持贊同態度，不過有人主張「其人弱者，更宜慎之。」由於年齡不同，精力和性需求有差異，因此，不能超脫年齡和實際精力而恣意行事，否則易戕伐身體、折人壽命。

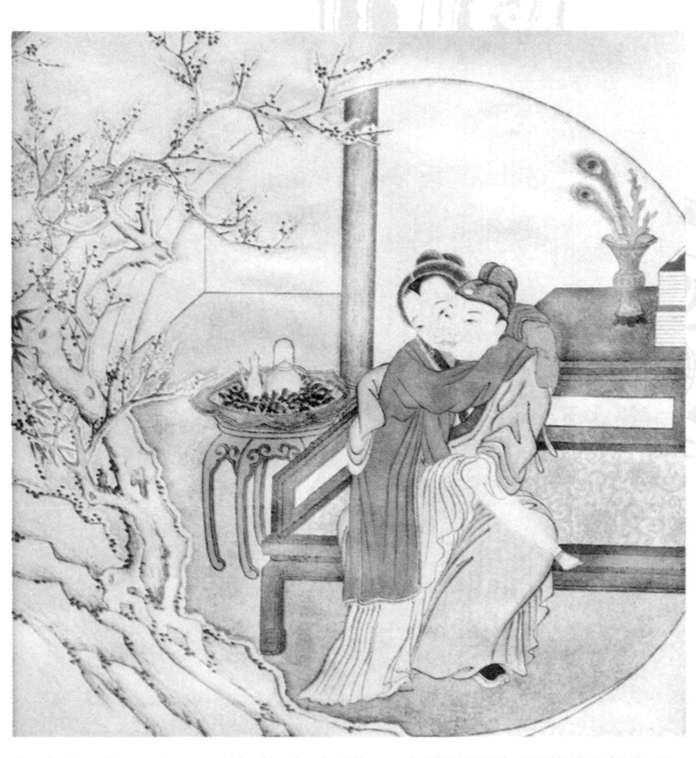

《大有經》曰：「始而胎氣充實，生而乳食有餘，長而滋味不足，壯而聲有節者，強而壽。始而胎氣虛耗，生而乳食不足，長而滋味有餘，壯而聲色自放者，弱而夭。生長全足，加之導養，年未可量。」由此可見，人在壯年尤其要注意不可縱慾無度，否則後患無窮。

其次，要行房有術。從醫學和養生角度來講，夫妻行房要講究適當的方法。在這方面，過去一直被視為禁區，搞得神祕莫測，稍作議論被視為淫亂。其實，夫妻間行房事，順應自然，合乎法規，講究科學的方法，既能使雙方得到性的滿足，增進感情，更重要的是有助於彼此的身心健康，延年益壽。在竹簡《天下至道談》中，明確提出夫婦性生活應與氣功導引結合起來，以收積氣全神、延年益壽之效。其中一段談到：「氣有八益，有七損。不能用八益去七損，則行年四十而陰氣自半也，五十而起居衰，六十而耳目不聰明，七十下枯上竭，陰氣不用，涕泣俱出，令之復壯有道，去七損以抵其病，用八益以補其氣，是故老者復壯，壯不衰。」意思是說，夫妻性生活應做到八種有益的保持精氣的導引動作，而避免七種有害的動作。如果不按這麼做，則四十歲時精氣已耗損一半，五十歲生活起居已感衰弱，六十歲耳不聰，七十歲體質虛損已極，陽痿、涕淚難自控。如果做好八益，避免七損，可使壯年人抗衰延年，老年人亦可恢復健康。八益是與氣功導引相接合的兩性交接方法，其主要精神是：導引精氣、使陰液分泌，掌握適當時機、陰陽協調，積聚氣血、保持精氣充盈，防止陽痿等。七損是七種有損身體健康的兩性交接活動，其主要精神是：閉精難出、過急、過久汗出傷津、精氣短竭，陽痿強用，交合時心煩躁鬱、精血耗絕，交合過頻、耗費精氣等，如此等等，皆可引起廢損之病。

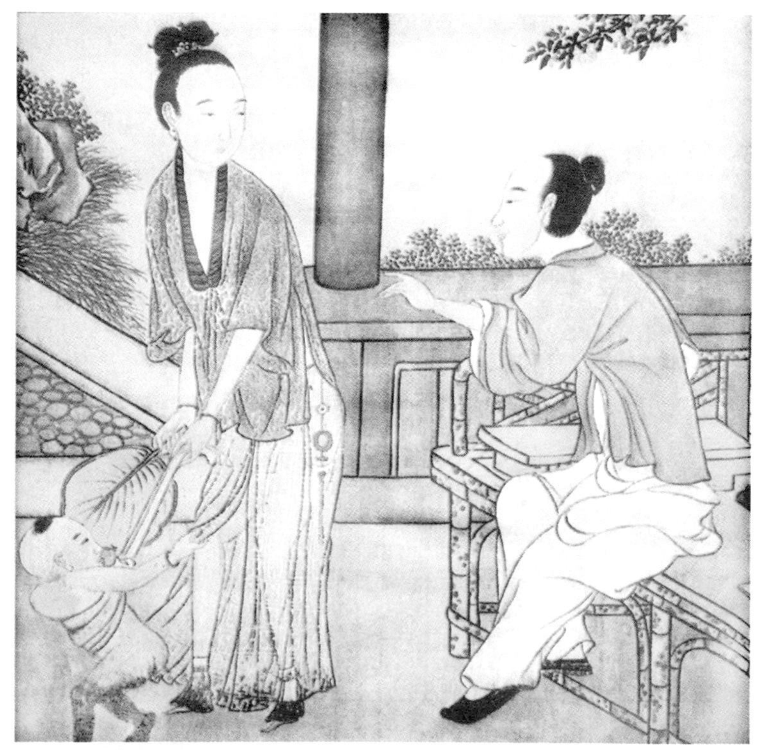

還有，就是加強身體鍛鍊、控制早婚早育、加強飲食調理等，對控制房事也有積極的意義。

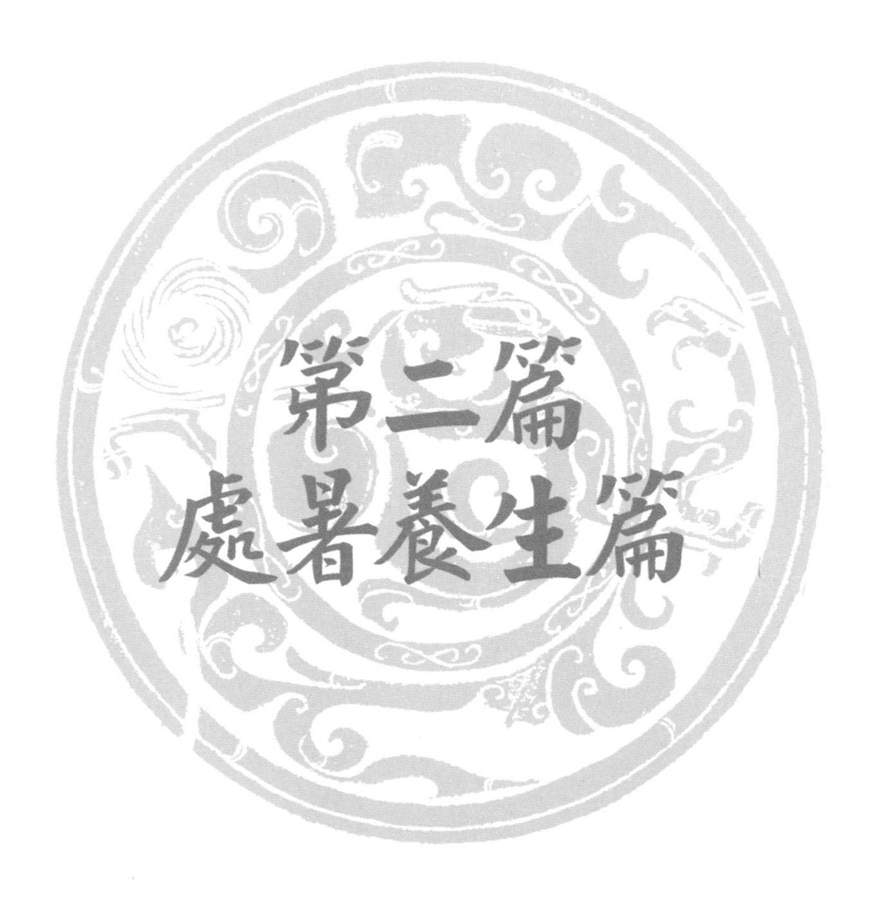

第二篇 處暑養生篇

【節氣諺語】

處暑若逢天下雨，
縱然結實亦難留。

處暑東北風，
大路做河通。

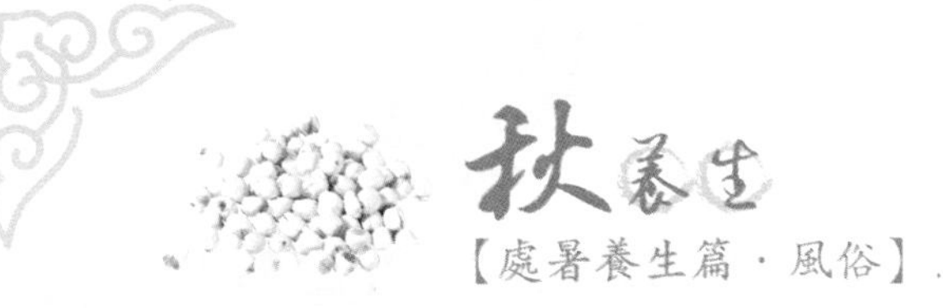

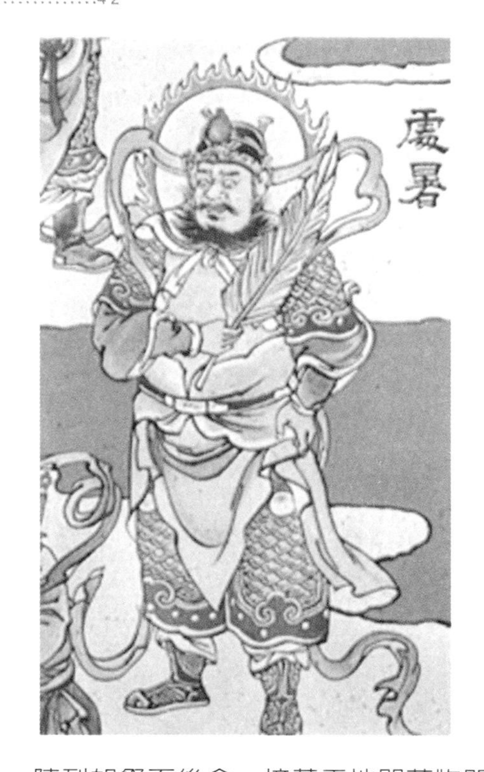

風俗

處暑時斗指戌，太陽黃經為150度，時值西曆的8月23日前後。「處」含有躲藏、終止的意思，顧名思義，處暑表明暑天將近結束。《月令十二集解》上說：「七月中，處，止也，暑氣至此而止矣。」此時晴天下午的炎熱亦不亞於暑夏之季，這也就是人們常講的「秋老虎，毒如虎」的說法。著有《清嘉錄》的顧鐵卿在形容處暑時講：「土俗以處暑後，天氣猶暄，約再曆十八日而始涼；諺云：處暑十八盆，謂沐浴十八日也。」意思是處暑後還要經歷十八天的流汗日。

從農業角度看，更有「穀到處暑黃，家家場中打稻忙」的秋收景象。農諺還說「立秋無雨甚堪憂，萬物從來一半收；處暑若下連天雨，縱然結果也難留」、「立秋下雨人歡樂，處暑下雨萬人愁」。這是說處暑節氣中農作物已普遍成熟，大地一片金黃，南方兩季稻開始收割。處暑這天，最怕下雨，因為成熟的穀物經雨後，會掉落在地，而影響收割。

處暑三候為：「一候鷹乃祭鳥；二候天地始肅；三候禾乃登。」此節氣中老鷹開始大量捕獵鳥類，並且先陳列如祭而後食。接著天地間萬物開始凋零，充滿了肅殺之氣。古時有「秋決」的說法，即是為了順應天地的肅殺之氣而行刑。《呂氏春秋》上說：「天地始肅不可以贏。」即是告誡人們秋天是不驕盈要收斂的季節。第三候「禾乃登」的「禾」指的是黍、稷、稻、粱類農作物的總稱，「登」即成熟的意思。

農曆七月十五是中元節。中元節又稱鬼節、祭祖節、盂蘭盆節，其與清明節、十月初一寒衣節合稱「冥三節」。中元節是佛、道兩教共有的祭祀祖靈和亡魂的傳統節日，在佛教中，盂蘭盆（亦作盂蘭盆齋、盂蘭盆供、盂蘭盆會）是梵語的音譯，意為「救倒懸」，源自釋伽牟尼的弟子目連曾辦百味飲食、供養十萬僧衆，為在地獄的母親解脫苦難的故事。在道教中，稱七月十五為中元，這一天是「地官考校之元日，天人集聚之辰」。由於地官掌管赦罪之事，故逢是日，道衆集會講誦《道德經》，朝拜上供，為罪孽懺悔。時間一長，兩種宗教的儀式融合，變成人們追薦先祖的節日。舊時縣衙門、東嶽廟、城隍廟、各會館舉行「盂蘭之會」（做道場），民間燒路紙祭祖，也有以紙糊物，冥洋封成包裹狀，上寫死者姓名、生卒年月，在十四夜裡找一個十字路口焚化，叫「燒封包」；婦女則以果物持贈娘家，叫送節。

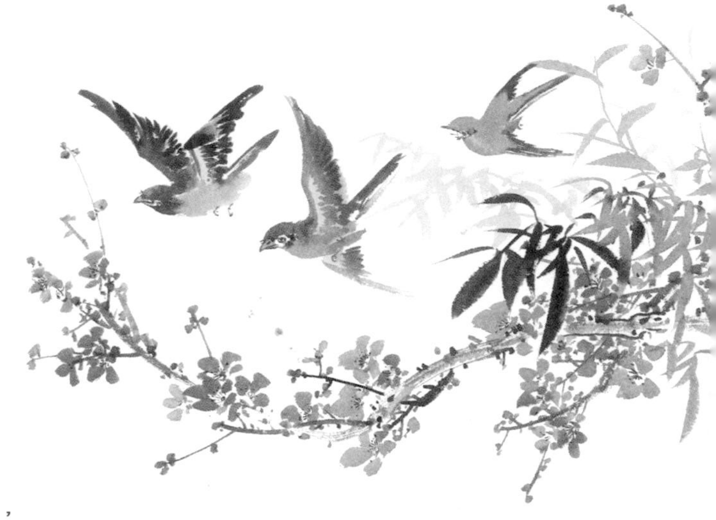

據《佛祖統記》記載，中元節始於梁武帝時，到了唐宋，香火興盛。《乾淳歲時記》稱：「七月十五日，道教謂之中元節，各有齋醮等會；僧寺則以此日作盂蘭盆齋，而人家亦以此日祭祖先。」《老學庵筆記》云：「故都殘暑，不過七月中旬，俗以望日具素饌事先……今人以是日祀祖，通行南北。」《東京夢華錄》上說：「又以竹竿斬草除成三腳，高三五尺，上織燈窩之狀，謂之盂蘭盆，掛搭衣服冥錢在上焚之。」明清時期，又增添了新的內容，《帝京歲時紀勝》說：「中元祭掃，尤勝清明。ˇˇ庵觀寺院，設盂蘭會，傳為目連僧救母。街巷搭苫高臺、鬼王棚座，看演經文，施放焰火，以濟孤魂。錦紙紮糊法船，長至七八十尺者，臨池焚化。點燃河燈，謂以慈航普渡。」

中元節期間，各地都有一些特異的食俗。如山西五台山一帶，家家都捏「麵人」宴客，並互相饋贈。節前，能幹的婦女大顯其能，她們夜以繼日盤坐炕上，先將白麵發酵和好，再用剪子、木梳、錐子製成各種物像（如羊、兔、虎、魚、桃、梨、瓜、柿、大頭娃娃之類），以紅豆點嘴，

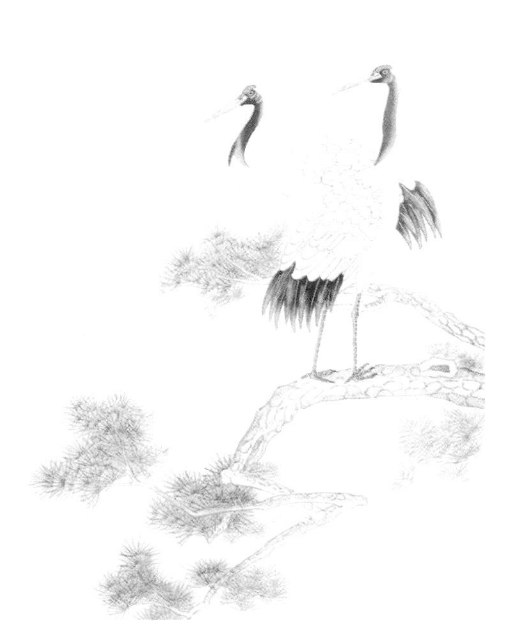

黑豆安眼，用山丹花、玫瑰花片裝飾其身，蒸熟後再塗以紅、黃、綠、紫諸色，即大功告成。而且贈人宴客均有講究，晚輩敬長輩，多係梨、桃，以祝健康長壽；大人送小孩，多係虎、魚，表示長命百歲；同輩互贈，多係羊、瓜，目的是增進友情；戀人相遺，多係鴛鴦、石榴，暗藏求親、允婚之意。這一食俗與「告報秋成」相關，實際上是神、鬼、人、祖共用的「收穫祭」。

雲、貴、桂等地的壯、布依各族，則在此時操辦「祭祖席」。第一階段是「接祖靈」，即在初七殺雞奠酒，迎接先祖亡靈歸家。第二階段是「供祖靈」，從初八到十三日的白天，每日早晚兩次焚香備酒殺牲祭奠。第三階段是「送祖靈」，即十三夜或十四晨，殺雞宰鴨，祭祖後燒「包」。「包」中裝紙金、紙銀、紙錢、紙牛、紙馬、紙船之類，外包紅紙，寫上某祖名字，在鐵鍋中燒掉，表示送冥禮。將祖靈送出門外後，全家吃團圓飯，在外的成員，不論多遠，都得趕回。此外，十四夜還要到村外交叉路口另燒一個封包，潑上三杯酒，這是送給那些不能進屋的野鬼用的，「以濟孤魂」。在江蘇洪澤湖地區以此日為「敬孤節」，爭相給孤寡老人送錢、送米，接他們到家吃飯，表示敬意，積善行德。在台灣地區，此時則會舉行中元普渡，從七月初一俗稱的「鬼門開」，直到月底「鬼們關」為止，都有祭拜「好兄弟」、放水燈、搭孤棚搶孤等活動進行。

起居

處暑節氣時，炎熱的氣候已接近尾聲。此時早晚溫度低，白天氣溫高，所以要注意隨天氣變化而增減衣服，小心受涼感冒。此節氣的顯著氣候特徵為乾燥，天氣少雨，空氣中溼度小。此時人們往往有這種感覺，皮膚變得緊繃繃的，甚至起皮脫屑，毛髮枯而無光澤，頭皮屑增多，口唇乾燥或裂口，鼻咽燥得冒火，大便乾結。這種種表現都是由於氣候乾燥造成的。

這種現象就是人們所說的秋燥。此節的秋燥屬溫燥，發展為病徵為咳嗽少痰、咽乾不適、鼻燥口乾、手腳心熱等。某些疾病在秋燥的作用下，也易復發或加重，如支氣管擴張、肺結核等。因此，在此節氣中，自我保健防秋燥就顯得十分重要。

秋燥與人的體質有關，所以預防秋燥的最好方法便是增強身體素質。首先要確保充足的睡眠及睡眠質量。現代醫學研究將睡眠分為入睡期、淺睡期、中等深度睡眠期和深度睡眠期。當你進入前兩期時是處於朦朧狀態，容易被喚醒，後兩期則處於熟睡狀態，一般來說，熟睡時不易被叫醒。如果能正常地進入睡眠四期，則人的大腦將能得到很好的休息，第二天能夠保持最佳的精神狀態。睡眠可使人消除疲勞，大腦及肢體得到充分的休息。睡眠中還能產生更多的抗原抗體，增強機體抵抗力，所以說睡眠也是養生的重要方法之一。因此現代醫學常把睡眠作為一種治療手段，用來治療頑固性疼痛及精神疾病。其次是要加強晨練。針對此節氣的氣候乾燥，晨練應從早晨剛醒來便開始。早晨醒來後，在床上應進行吐納、叩齒、咽津及調息等功法，然後到室外進行體育鍛鍊。

預防秋燥的另一環就是要重視精神的調養，並以平和的心態對待一切事物，以順應秋季收斂之性，平靜度過這多事之秋。

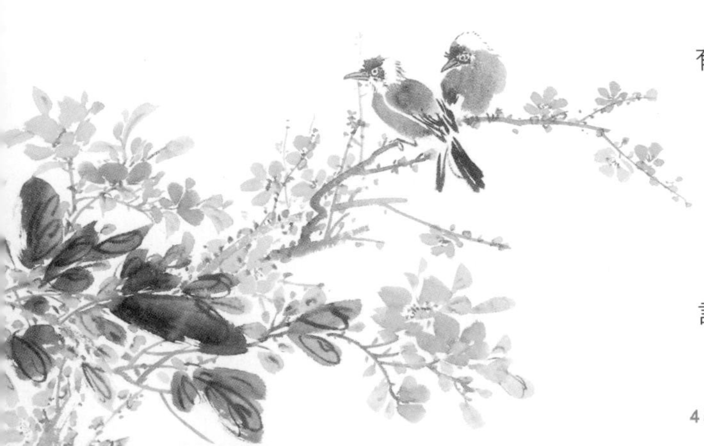

老年人在此季節，要堅持有午睡的好習慣。隨著年齡的增加，老年人的氣血陰陽具虧，會出現晝不寢、夜不瞑的少寐現象。古代養生家說：「少寐乃老人之大患。」《古今嘉言》認為老年人宜「遇有睡

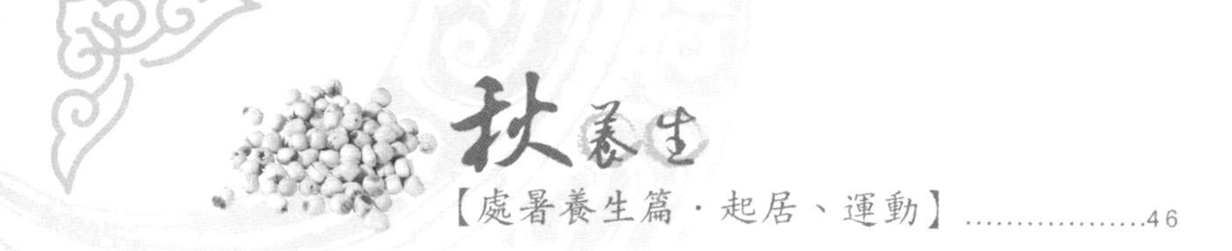

意則就枕」這是符合養生學觀點的。另外，古人在睡眠養生法中還強調子午覺的重要性（即每天於子時、午時入睡），認為子午之時，陰陽交接，盛極而衰，體內氣血陰陽失衡，必欲靜臥，以候氣復。現代研究發現，夜間0～4點，體內各器官的功能都降至最低點；中午12～13點，是人體交感神經最疲勞的時間。據統計資料表明，老年人睡子午覺可降低心、腦血管的發病率。因此，老年人在加強睡眠的同時，除了應該早睡早起外，午休千萬不能少，最好於中午12～13點之間。

運動

一、處暑七月中坐功

《遵生八箋》中原文如下：「運主太陰四氣。時配足少陽膽相火。坐功：每日丑寅時，正坐，轉頭左右舉引，就反兩手捶背，各五七度，叩齒，吐納，咽液。治病：風溼留滯，肩背痛，胸痛，脊膂痛，脅肋髀膝經絡外至脛絕骨外踝前及諸節皆痛，少氣咳嗽，喘渴上氣，胸背脊膂積滯之疾。」

立秋後，由於盛夏餘炎未消，秋陽肆虐，氣溫仍較高，加之天時多雨，溼氣較重，溼熱蘊蒸，故有「秋老虎」之稱。處暑後，氣候日趨於涼。本法以「處暑」命名，正是順應這一時令特點而制定的氣功鍛鍊方法，適宜於處暑時節採用，可於處暑時開始，至白露為止。秋季燥氣司令，在人體以肺的病變較為多見。手太陰肺經起於中焦，下絡大腸，還循胃口，通過橫膈膜，屬肺，至喉部，橫行至胸部外上方，出腋下，沿上肢內側前緣下行，過肘，至腕入寸口，上魚際，直出拇指。其主要病變表現為胸悶脹滿、缺盆疼痛、喘咳、氣逆、煩心、掌中熱、中風、小便數而欠、喘咳、臑臂痛、咽喉腫痛、肩背痛。文中所述本法主治病症即屬此類，採用本功法鍛鍊，有較好的防治作用。

適應病症：風溼留滯、肩背胸痛、脊椎上臂疼痛、脅腿膝部經絡至小腿腳踝及各處關節疼痛、胸悶咳、氣短、胸背脊椎上臂積滯等疾病。

具體方法：每日凌晨三至七點時，正坐，身體向左右扭動並轉頭，同時雙手一手以拳於背部捶背，另一手握拳於前方振胸，各五至七次。牙齒叩動三十六次，調息吐納，津液咽入丹田九次。

【編按：中焦爲胃內腔。魚際位在拇指第一掌指關節凹陷處，相當於第一掌骨中點、手背手心交接處。】

二、發聲導引功

適應病症：各種肝病。

具體方法：自然站立，雙腳分開與肩同寬，雙臂自然下垂，掌心朝內側，中指指尖緊貼風市穴，拔頂，舌抵上顎，提肛，淨除心中雜念。全身放鬆，靜站五分鐘，用腹式順呼吸法，吸氣時腹凸，呼氣時腹凹，吸時盡量吸至氣滿，呼時盡量將氣呼盡，呼氣時口型發「喝（he）」 音，初練時可發出聲音，熟練後則不要聽見聲音，如此反覆呼吸36次。

三、仰臥導引功

適應病症：止吐。

具體方法：全身放鬆，兩腿伸直，兩臂鬆垂自然放於體側，將左腳放在右腳背上，用鼻子做深呼吸24次，再將右腳放在左腳背上，用鼻做深呼吸24次。

四、仰吸導引功

適應病症：消化不良、醒酒。

具體方法：端坐於椅子上，兩腳分開與肩同寬，大腿與小腿呈90度角，軀幹伸直，全身放鬆，下頜向內微收，再慢慢將頭後仰，面部朝天，用鼻吸口呼，緩緩呼吸24次。

五、搓肋導引功

適應病症：便祕、腹脹滿。

具體方法：仰臥在硬板床上，全身放鬆，排除雜念，用兩手從上向下搓推按兩肋，前邊從乳下直推按至下腹，後面可推按到腋窩後緣，按摩5～10分鐘。然後用口深吸氣，用鼻慢慢呼出，一吸一呼為一次，做36次。

六、足趾導引功

適應病症：痞塊、逆氣。

具體方法：端坐在硬板床上，兩腿伸直，右腳尖向上不動，左腳跟放在右腳趾上，全身放鬆，使人體左右陰陽之氣，循左升右降之機，氣機升降可助消除痞塊。左腳面繃緊、平直，做時用鼻吸口呼，做深長勻細呼吸36次，意念在呼吸時從胸部領氣下行至兩腳足趾動作。

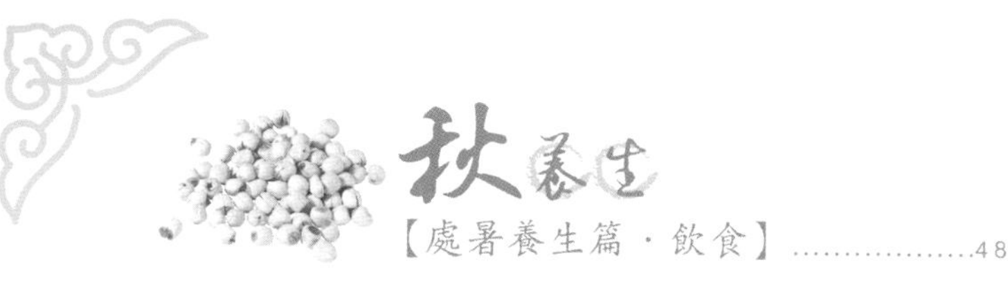

飲食

在飲食上有所禁忌也可預防秋燥。首先要多喝開水、淡茶、果汁飲料、豆漿、牛奶等，並要做到量少而頻飲；其次要多食新鮮蔬菜和水果。秋燥最容易傷人的津液，多數蔬菜、水果有生津潤燥、消熱通便之功效。蔬菜、水果等含有大量的水分，能補充人體的津液。另外，還可多吃些蜂蜜、百合、蓮子等清補之品，以順應肺臟的清肅之性。另外要少吃辛辣煎炸等熱性食物，如韭菜、大蒜、蔥、薑、八角、茴香等辛辣的食物和調味品，炸雞腿、炸排骨等煎炸的食物，多食皆會助燥傷陰，加重秋燥。

一、食療方

1. 芝麻菠菜

配方：鮮菠菜500克，熟芝麻15克，鹽、香油、味精各適量。

做法：菠菜去根洗淨，在開水鍋中滾燙一下，撈出浸入涼水中，涼後撈出瀝乾水分，切成段，放入盤內，分別加入鹽、味精、香油，攪拌均勻，再將芝麻撒在菠菜上即可。

功效：補肝益腎，開胸潤燥。

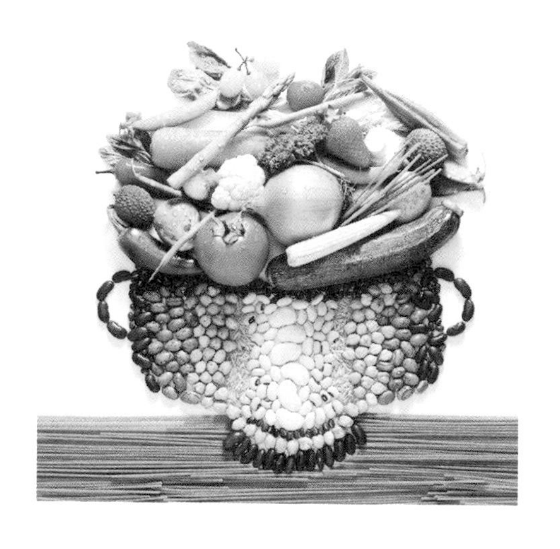

2. 青椒拌豆腐

配方：豆腐1塊，青椒3個，香菜10克，香油、鹽、味精適量。

做法：豆腐用開水燙透，撈出晾涼，切成1釐米見方小丁。青椒用開水焯一下，切碎，香菜切末。將豆腐、青椒、香菜及香油、鹽、味精等攪拌均勻，盛入盤內即可。

功效：益氣寬中，生津潤燥，清熱解毒。對胃口不開，食慾不振者尤其適合。

3. 百合蓮子湯

配方：乾百合100克，乾蓮子75克，冰糖75克。

做法：百合浸水一夜後，沖洗乾淨。蓮子浸泡4小時，沖洗乾淨。將百合、蓮子置入清水鍋內，武火煮沸後，加入冰糖，改文火續煮40分鐘即可食用。

功效：安神養心，健脾和胃。

4. 百合脯

配方：生百合60克，蜂蜜2湯勺。

做法：將百合清水洗淨放入碗內，澆上蜂蜜，放入蒸鍋內蒸30分鐘出鍋，或烘乾或風乾即可。

服法：分七次睡前服用。

功效：清心安神。適於睡眠不寧、驚悸易醒者。

5. 清蒸鰻魚

配方：活鰻魚一條500克，鹽、黃酒、生薑適量。

做法：鰻魚活殺、剖腹、洗淨、切成大塊，淋上黃酒2匙，撒上鹽適量，放生薑3片。用旺火隔火蒸一小時。

服法：佐膳食，1日2次，每次1小碗。

功效：此方對肺結核有療效。

按注：鰻魚，別名白鱔、風鰻。鰻魚肉甘乎、微寒。其骨，鍛灰，外敷可治瘡疽。鰻魚肉含蛋白質、脂肪、鈣、磷、鐵、維生素A、維生素B2等。《本草經疏》說它：「骨蒸疹攘及五痔瘡瘦人常食之，有大益也。」應注意的是：因為鰻魚營養價值高，所以每次不宜多食，過量不易消化，影響食慾。

6. 百合汽鍋鴨

配方：新鮮百合300克；鴨1隻，約3斤；黃酒、鹽適量。

做法：新鮮百合洗淨、濾乾。鴨活殺、去毛、剖腹、洗淨切塊，放入盛有清水的鍋內，煮開後撈出，洗淨。將鴨塊和百合混勻後放入汽鍋內，加黃酒二匙，撒入鹽適量。將汽鍋放在盛水的鍋上，用旺火汽蒸四小時，至鴨肉酥爛。

服法：佐膳食，每日二次，每次食用一小碗。

功效：本方滋陰補血，清降虛火，斂肺治咳。對肺結核病之痰中帶血絲者和支氣管擴張之少量咯血者均有療效。

7. 蘿蔔羊肉湯

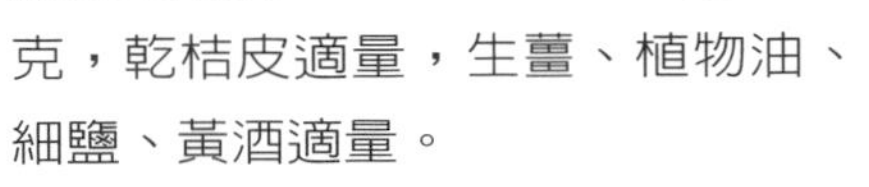

配方：羊腿肉1000克，白蘿蔔500克，胡蘿蔔100克，乾桔皮適量，生薑、植物油、細鹽、黃酒適量。

做法：羊肉洗淨、切成大塊，白蘿蔔、胡蘿蔔洗淨切成塊。起油鍋，放植物油適量。用旺火燒熱油後，先放生薑片一爆，隨即倒入羊肉，翻炒5分鐘，加黃酒適量，至炒出香味，加入半碗冷水，燒沸10分鐘，盛起。將羊肉、胡蘿蔔、乾桔皮倒入大砂鍋內，加冷水浸沒，用中火燒開後，加黃酒適量，細鹽適量，改用小火燉半小時。倒入白蘿蔔，至羊肉、蘿蔔酥爛時，離火。

服法：佐膳食，棄桔皮。

功效：本方補脾胃、溫肺氣、化寒痰、補元陽、禦風寒，對脾虛肺寒、形體消瘦、禦寒無力的肺結核患者甚為相宜。

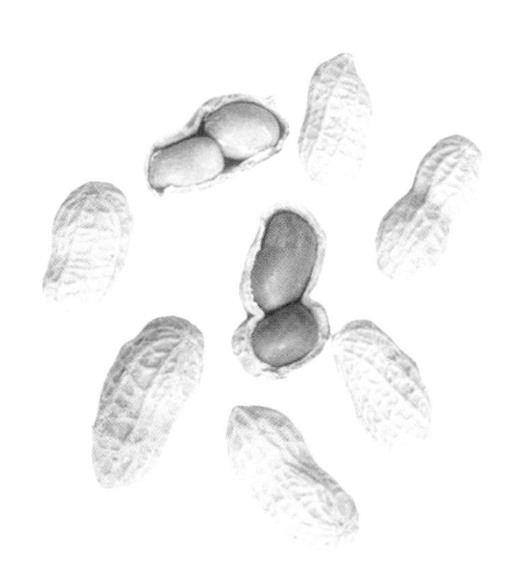

8.木耳花生豬肺湯

配方：黑木耳30克，花生米100克，豬肺一隻，鹽、黃酒各取適量。

做法：黑木耳用溫水泡脹、洗淨，花生米洗淨。豬肺粗洗一遍，從氣管中灌水，使肺翼擴張，用力揉洗後，倒出血水，再灌再洗，如此反覆沖洗五、六次，見肺翼發白時，離水，濾乾，切成塊。將豬肺、花生米先倒入大砂鍋內，加冷水浸沒，用旺火燒開後，除去浮在湯上的一層泡沫，加黃酒二匙，再改用小火慢燉一小時後，倒入黑木耳，加細鹽適量，繼續燉一小時，離火盛碗。

服法：每日二次，每次一大碗，飯前空腹食。

功效：本方滋腎補肺、去瘀止血、潤燥化痰，對肺腎兩虛、肺燥乾咳帶有血絲者最為相宜。

9. 板栗燒豬肉

配方：板栗、瘦豬肉各250克，鹽、薑、豆豉各少許。

做法：將板栗去皮，豬肉切塊，加鹽等調料，加水適量煮熟爛即可。

功效：治肺痿（支氣管擴張）。

10.魚腥草燒豬肺

配方：豬肺250克，鮮魚腥草100克，料酒、精鹽、味精、醬油、白糖、蔥段、薑片、豬油各適量。

做法：烹調成菜肴食用。

功效：治肺痿。

11. 薏苡仁煎

配方：薏苡仁300克。

做法：將薏苡仁杵碎，加水2000毫升，煎成500毫升，入酒飲之。

功效：治肺痿唾膿血。

12. 燕窩枸杞湯

配方：冰糖150克，燕窩30克，枸杞15克。

做法：將燕窩用溫熱水加蓋悶泡，水涼後擇去絨毛及雜物，再用清水沖洗，盛入碗內加一小碗水，上籠蒸半小時，連枸杞同倒入盛燕窩的碗內即成。

功效：治支氣管擴張。

13. 百合冰糖燉鯽魚

配方：鮮百合100克（乾品減半），冰糖60克，活鯽魚1條。

做法：將鯽魚活殺、洗淨，入鍋內加水適量，燒開後加黃酒1匙，倒入百合片、冰糖，改用文火燉熟，分兩次服食。

功效：治支氣管擴張。

二、保養頭髮類食譜

1. 炸紫菜魚片紮

配方：魚肉400克，1個雞蛋的蛋清，麵粉1/4杯，紫菜數張，鹽、酒少許，檸檬汁、白蘿蔔（磨碎成醬）各少許，醬油、辣椒粉適量。

做法：將魚肉洗淨、瀝乾水分、切成片，加入醃料醃約15分鐘。將蛋清打入碗內，攪拌至泡沫，摻入麵粉拌勻，然後放入醃好的魚肉蘸一蘸，並用紫菜在中央包卷成帶狀。燒鍋下油，將包卷好的魚肉炸至呈金黃色撈出，瀝乾油，上盤，伴以蘸汁料進食。

功效：此方可治營養不良所致的髮枯髮黃和去除臉上皺紋。

2. 琥珀芝麻蝦

配方：新鮮竹節蝦600克，核桃仁100克，白芝麻適量，醬油、鹽、糖、醋各適量。

做法：將竹節蝦剝去蝦皮，剔去泥腸，洗淨後瀝乾水分，切成兩段，用醃料醃片刻。燒鍋下油，將核桃仁炸後盛起，瀝乾油分。再起油鍋，倒入蝦段，用猛火將蝦炒熟，

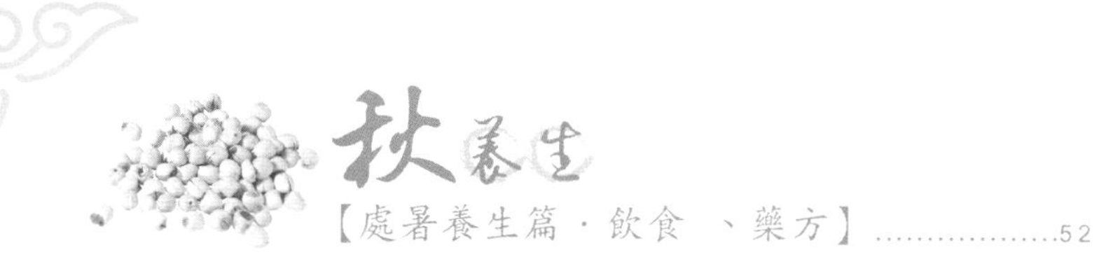

加入調味料炒勻上盤。核桃仁伴盤邊，蝦球上加撒炒熟的白芝麻即可進食。

功效：此方可治營養不良所致的髮枯髮黃和去除臉上皺紋。

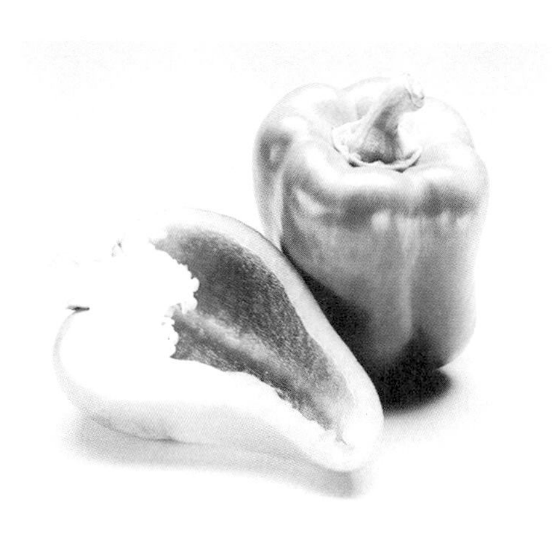

3. 雞絲拌海蜇皮

配方：雞肉200克，海蜇皮200克，黃瓜100克，紅椒1個，白芝麻適量，薑絲1勺，鹽、麻油、胡椒粉、醬油、水、糖各少許。

做法：將適量水燒開，待稍冷後下海蜇皮焯一焯，撈起，立即用清水浸冷，取出，抹乾水分。將雞肉洗淨，抹乾水分切絲，加醃料醃約10分鐘。紅椒、黃瓜洗淨，去核切絲。燒鍋下油，爆薑絲，下雞絲炒勻，加入紅椒絲、黃瓜絲拌炒至將熟，加入海蜇皮炒勻，用調味料調味炒勻後即可上盤。將白芝麻炒熟，撒在雞絲、海蜇皮面上即可。

功效：此方可治營養不良所致的髮枯髮黃和去除臉上皺紋。

4. 芝麻黑豆泥鰍

配方：泥鰍500克，黑豆50克，黑芝麻50克，陳皮1/4個，鹽適量。

做法：將黑豆、黑芝麻洗乾淨，瀝乾水分。將泥鰍剝淨，用精鹽將泥鰍醃一醃，漂洗乾淨，再用開水拖過，撈起，沖洗乾淨，瀝乾水分。陳皮浸軟去瓤，洗乾淨。燒鍋下油，將泥鰍煎至兩面微黃，盛起。將清水加入湯鍋內燒開，再加入全部材料，燒開後，改用小火煲約3小時，加入調味料調味即可。

功效：此方可治營養不良所致的髮枯髮黃和去除臉上皺紋。

5. 何首烏煲牛肉湯

配方：何首烏20克，牛肉100克，烏豆100克，龍眼肉、紅棗各少許，薑2片，鹽少許。

做法：將烏豆用鍋炒至裂開，用清水浸洗乾淨，瀝乾水分。將牛肉洗乾淨，吸乾水分，切塊。龍眼肉、紅棗（去核）分別洗乾淨。放適量清水入鍋中，加入牛肉煮開後，將水面泡沫及肥油撈出，加入烏豆、龍眼肉、紅棗及薑片煲約2小時至各料熟，調入調味料即可。

功效：此方可治營養不良所致的髮枯髮黃和去除臉上皺紋。

藥方

一、支氣管擴張治療

支氣管擴張指支氣管及其周圍肺組織的慢性炎症損壞管壁，以致支氣管擴張和變形。以反覆咳嗽、咳吐膿痰和間斷咯血為主要特徵，起病緩慢，可伴有衰弱無力、消瘦、貧血、食慾不振和杵狀指（趾）等症。

1. 瓜蔞桔梗湯

桔梗、浙貝、桑白皮、全瓜蔞、苡仁、海蛤粉、黃芩各15克，杏仁、當歸、桃仁各12克，金銀花、魚腥草、葦莖（蘆根）各30克，黃耆20～30克。合併肺部感染再加紫花地丁、大黃等。每日1劑，水煎分3～4次服。適用於咳嗽、吐膿痰為主者。病情緩解後，改製成丸劑，每日10克，日服3次。

2. 加減黛蛤散

青黛、海蛤粉、黃芩、生地各15克，白芨20克，紫菀、當歸、桔梗、阿膠（烊）各10克，丹皮、桑白皮各12克，地骨皮、大黃炭各10克。每日1劑，水煎分3～4次服。適用於咯血為主者。

3. 支擴成方

生三七、蒲黃炭、杏仁、款冬花、川貝母、橘白、橘絡、阿膠、黨參各15克，海蛤粉、南天燭、百合、生白朮、牡蠣各30克，糯米60克，白附120克，以上藥材（貝殼類如牡蠣採用浸膏入藥）研末製成散劑或丸劑，每日10～15，每日2次。對咳吐膿痰、咯血患者均有效。

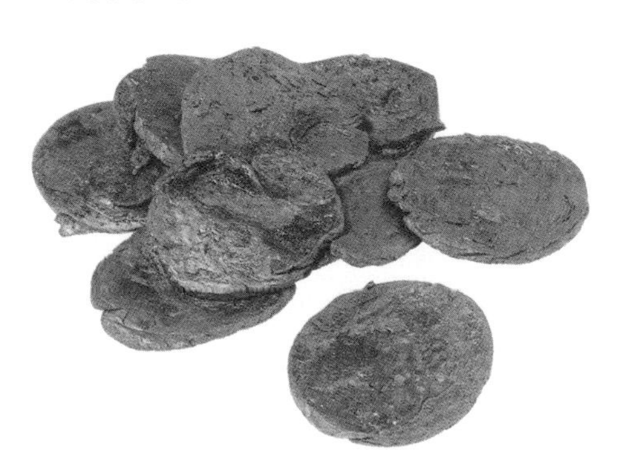

4. 預後藥方

杏仁、桃仁、冬瓜仁、苡仁、瓜蔞仁、黃芩、白朮、茯苓、法半夏、金銀花、黃耆、太子參、淫羊藿、靈芝各等份，製蜜丸，每服9克，日2～3次，連服2～3個月以上。適用於病情緩解後的預防性治療。

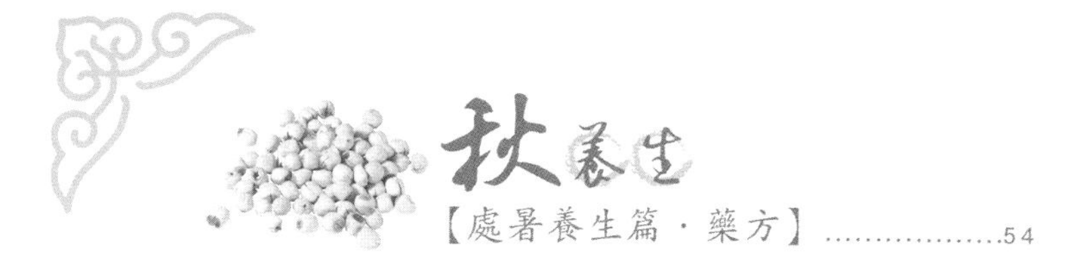

二、肺結核

(一)中醫辨證分型治療

1. 肺陰虧損型

症狀：乾咳，聲音嘶啞，痰中帶血絲，胸部隱痛，骨蒸潮熱與手足心熱，兩顴發紅午後更著，盜汗，形體消瘦，口乾喜冷飲，舌紅脈細數。

症候分析：肺為嬌臟，喜潤惡燥，肺陰不足，失於清肅，氣逆作咳，但陰虧肺燥，故無痰。燥熱傷絡而咯血，陰虛內熱則過午低燒，因此有口乾喜冷飲以清內熱之需。盜汗為睡中不動而汗出，為陰虛之象，陰虛陽盛，迫汗外溢而有盜汗，舌紅脈細數也是陰虛之候，此症多見於疾病初起階段。

治法：養陰潤肺，清熱殺蟲。

藥方：月華丸加減。沙參12克，麥冬12克，天冬10克，生地18克，百部15克，白芨20克，山藥30克，雲苓15克，川貝12克，菊花10克，阿膠15克（烊化），三七3克（沖服）。水煎服，1日1劑，早晚分2次口服。咯血加茜草、大小薊、三七，盜汗加糯稻根，虛火盛加黃芩、知母，遺精加鍛牡蠣。

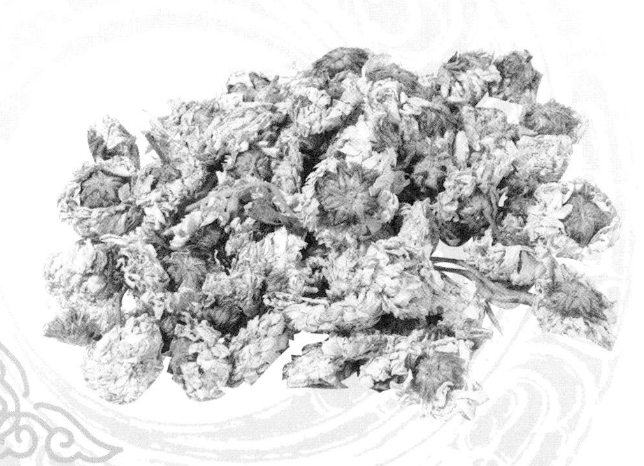

2. 陰虛火旺型

症狀：咳嗽，氣急，痰黏而少，顴紅，潮熱，盜汗少寐，胸疼，咯血，遺精，月事不調，消瘦乏力，舌絳苔剝，脈沉細數。

症候分析：癆邪客肺，日久傷陰，肺傷咳甚，邪久化熱，更損肺陰，故痰少而黏稠，不易咯出，甚至絡傷而咯血痰。輕者量少可為痰中帶血，色鮮紅；重則大口咯血，挾有血塊，視為危候。若有脾虛，水溼失布，聚溼為痰貯於肺，而症見咳嗽、多痰，則多見於肺脾兼虛者。潮熱為慢性定時發熱，多由內傷所致，陰傷則火旺，水不制火，陽氣升騰，證見兩顴潮紅而內熱重，心煩而少寐，逼津外泄而盜汗重。脈絡不和、氣血瘀滯而胸疼，相火偏亢而遺精，沖壬失養而月事失調。子盜母氣，肺病及脾，生化失養，而見形體消瘦，肌肉疲倦少動。舌

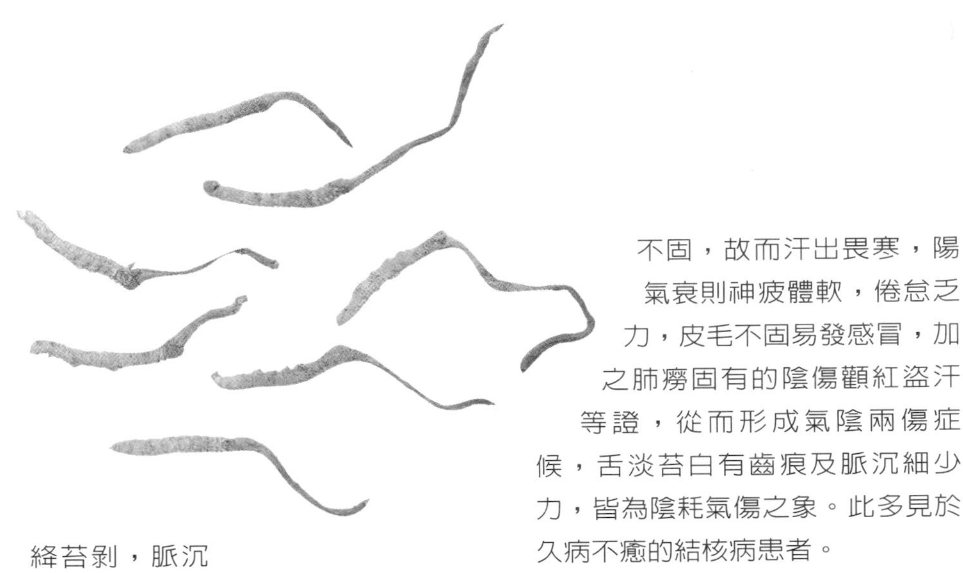

絳苔剝，脈沉細數，是久病傷陰，臟氣虧虛之象。多見於久病的結核病患者。

治法：滋陰降火，抗癆殺蟲。

藥方：百合固金湯合青蒿鱉甲散加減。龜板10克，阿膠12克（烊化），冬蟲夏草12克，胡黃連10克，銀柴胡10克，百合30克，生地20克，麥冬12克，桔梗12克，貝母12克，當歸12克，青蒿15克，知母12克。水煎服，1日1劑，早晚分2次口服。

3.氣陰耗傷型

症狀：面色晃白，神疲體軟，咳語聲微，納呆便溏，痰多清稀，畏風自汗與顴紅盜汗並見，舌淡苔白，脈沉細而少力。

症候分析：久病之體，陰病損陽，致使氣陰兩傷，主要累及肺脾兩臟。肺不主氣，脾失運化，則見體弱聲微、面白、納呆便溏諸症，脾虛水失輸布，聚而多痰。肺虛衛外不固，故而汗出畏寒，陽氣衰則神疲體軟，倦怠乏力，皮毛不固易發感冒，加之肺癆固有的陰傷顴紅盜汗等證，從而形成氣陰兩傷症候，舌淡苔白有齒痕及脈沉細少力，皆為陰耗氣傷之象。此多見於久病不癒的結核病患者。

治法：益肺健脾，殺蟲補虛。

藥方：參苓白朮散加減。太子參15克，雲苓15克，白朮15克，山藥30克，桔梗12克，百合30克，大棗10個，黃耆20克，蓮子15克，當歸12克，白芨20克，功勞葉12克。水煎服，1日1劑，早晚分2次口服。

4. 陰陽兩虛型

症狀：少氣無力，消瘦面黃，聲喑音啞，潮熱盜汗，骨蒸癆熱，泄溏便急，痰白沫狀或血痰，心悸氣短，寡言少欲，納呆，自汗，滑精，閉經，苔黃燥，脈微細或虛弱無力。

症候分析：臟腑之間有互相制約的關係，在病理情況下，肺臟局部病變必然會影響其他臟器和整體，故有「其邪輾轉，乘於五臟」之說，肺癆與脾腎兩臟關係最為密切，脾為肺母，肺虛則耗奪脾氣以自養，

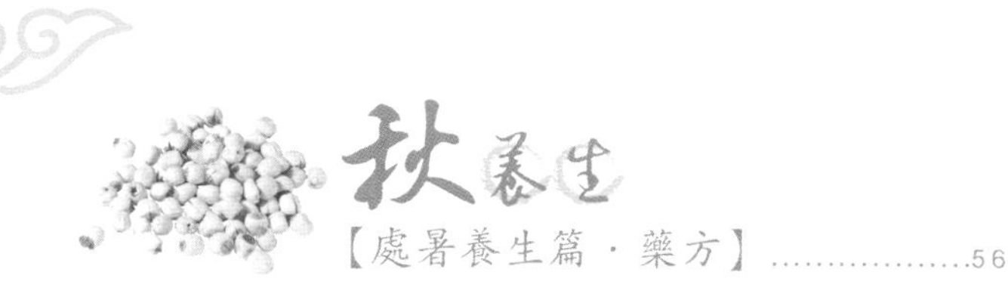

則脾亦虛，脾虛不能化水穀為精微上輸以養肺，則肺虛更重，互為因果，終致肺脾同病，見神疲乏力、納呆、便溏、畏寒、倦怠等症。

腎為肺之子，肺虛腎失滋生之源，或腎虛相火爍金，子盜母氣，致使肺氣更為耗竭，而不能滋養於腎，終致肺腎兩虛，腎陰虧虛，相火偏亢，擾動精室，則見夢遺，女子則多見月經不調等腎虛症狀。

若肺虛不能制肝，腎虛不能養肝，肝火偏旺，上逆侮肺，可見性急善怒、脅肋掣疼等症。如肺虛心火乘克，腎虛水不濟火，還可伴有虛煩不寐、盜汗、骨蒸癆熱等症。

久延而病重者，可演變發展至肺脾腎三臟同病。或因肺病及腎，腎虛不能納氣，或因脾虛及腎，脾不能化精以資腎，由後天而及先天，甚則肺虛不能佐心治節血脈運行，而致氣虛血瘀，出現氣短、喘急、心悸、唇紺、肢冷、浮腫等症，即肺源性心臟病的發生。

此症見於肺脾腎三臟俱虛的患者，為氣陰耗損發展而成，見於重症肺結核晚期。

綜上所述，肺癆以陰虛為先，繼可導致氣陰兩虛，陰陽俱虛。以臟腑辨證而言，病之初起，為肺陰虧損，繼之肺脾同病，氣陰兩傷，後期肺脾腎三臟交虧，陰損及陽，而致陰陽俱虛，並見心肝臟腑功能損害的嚴重症候。

治法：滋陰補陽，固本殺蟲。

藥方：補天大造丸加減。太子參15克，白朮15克，山藥30克，茯苓20克，黃耆30克，紫河車15克，當歸15克，鹿角10克，龜板12克，白芍12克，白芨30克，功勞葉12克。水煎服，1日1劑，早晚分2次口服。

(二)單方驗方

1.蒜白芨

紫皮蒜20克，去皮搗爛，加白芨3克與米汁同服，每日2劑。

2.芩部丹

黃芩9克，百部18克，丹參9克，共為細末，每日1劑。

3.白黃四味散（《千家妙方》）

適於肺結核咯血患者。白芨12克，

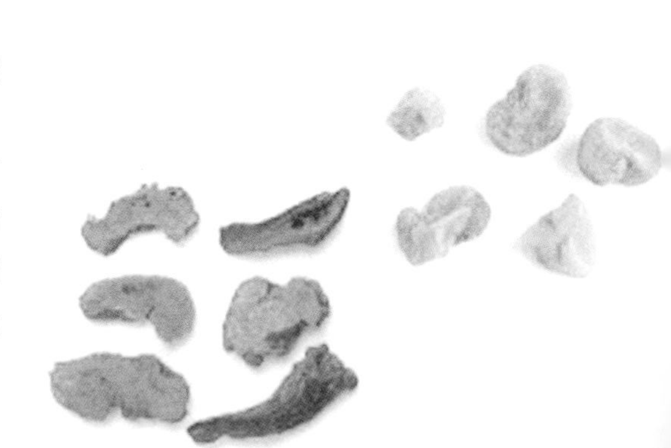

生大黃9克，兒茶6克，白礬3克，共為細末，分30包，每日3次，每次1包。對肺結核有小量咯血者常有很好療效。

4.清肺鎮咳方

鐵包金、穿破石各30～60克，阿膠、白芨、瓜蔞、杏仁、枇杷葉、紫菀、百部、貝母各10克，以水煎服，每日1劑，分2～3次服下。適用於各型肺癆。

5.蟲草豬肉湯

冬蟲夏草、麥冬、沙參各9克，瘦豬肉100克，加水共煮湯，每日1次，連服10～15天。適用於肺癆肺陰虧損者。

6.潤肺益氣方

生地、桃仁、麥冬、山藥、百部各9克，白花蛇舌草、仙鶴草各30克，凌霄花根、丹參各12克，水煎服，每日1劑。適用於肺陰虛型。

7.補肺清熱方

秦艽、銀柴胡、北沙參、麥冬、川楝子、生地、地骨皮、白薇、青蒿、石斛、白芨、馬兜鈴、黃芩、百部各9克，白花蛇舌草、仙鶴草各30克，凌霄花根、丹參各12克，加水煎服。適用於肺癆陰虛火旺型。

8.北耆鱉肉湯

鱉肉250克，百部、地骨皮、北耆各15克，生地20克，加水煎服，每日1劑，連服7～10天。適用於肺癆氣陰兩虛型。

9.白蜜阿膠珠

炙黃耆、黨參、淮山藥、茯神、麥冬（米炒）、炒棗仁、蒸薏米、玉竹、百合、阿膠珠（蛤粉炒）、當歸、枇杷葉各70克，熟地黃100克，山萸肉、川貝、川斷、紫菀、款冬花各50克，炙甘草30克，白蜜1000毫升，冰糖500克。將白蜜、冰糖、阿膠珠之外諸藥加水浸泡24小時後，濃煎3小時取汁，再煎濃縮，加入阿膠珠、白蜜、冰糖收膏，裝瓶備用，每日3次，每次1湯匙。適用於肺癆各型。

10.煲牛胎盤

牛胎盤1個，甜杏仁15克，苦杏仁12克，生薑3片，紅棗3個，酒適量。牛胎盤清水洗淨，浸泡幾小時後，再用開水焯透、切塊。炒鍋燒熱，加少量油再燒熱，下胎盤塊翻炒，泡適量白酒、薑汁，然後加杏仁、薑片、紅棗及適量清水，倒入砂鍋，煲至熟爛食用。適用於肺癆久嗽不癒者。

11.浮麥黑豆湯

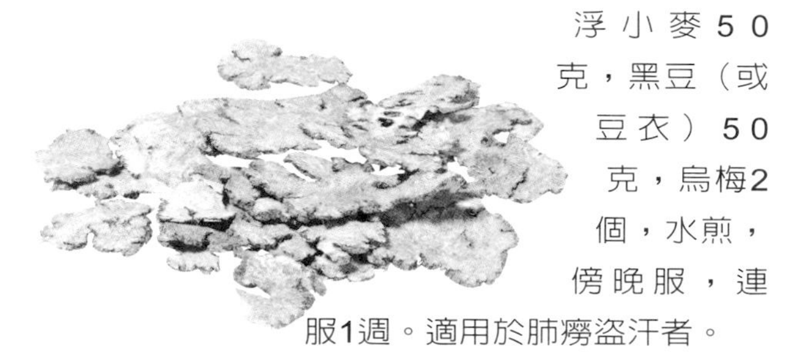

浮小麥50克，黑豆（或豆衣）50克，烏梅2個，水煎，傍晚服，連服1週。適用於肺癆盜汗者。

12.解熱止咳方

石決明12克，地骨皮10克，銀柴胡6克。石決明碾碎，與其他2味共煎湯服。適用於肺癆低熱。

13.阿膠蛤粉散

蛤粉、阿膠，炒後研細末，每日9克，分2次服。適用於肺癆咯血。

(三)外治法

1.敷藥法

五靈脂、白芥子、白鴿糞、大蒜（去皮）各30克，甘草12克，白鳳仙花1株，豬脊髓60克，麝香1克，醋適量。先將醋倒鍋內加熱，入麝香溶化，再將五靈脂、白芥子、白鴿糞、甘草共研細末，過篩，和豬脊髓、白鳳仙花全草、大蒜放在醋內搗成膏，炒布包裹，敷於肺俞、脾俞、腎俞、膏肓俞，2日換藥1次，15日為1療程，中間休息3日，繼續使用。適用於肺癆陰虛肺熱型。

2.敷臍法

五倍子、辰砂各2克，共研細粉，水調成糊狀，塗於塑膠薄膜上，敷於臍窩，膠布固定，24小時1次。適用於肺癆盜汗。

3.摩擦法

鳳仙根、薑、桂皮、樟腦。薑、桂同搗，摻入樟腦，以鳳仙根蘸藥擦前胸、後背，日2～3次，每次30分鐘。適用於肺癆氣喘、盜汗、咯血。

4.吸入法

將紫皮大蒜50克搗爛，蒜泥攤於玻璃瓶內，瓶口置於口鼻，吸其揮發氣，1～2小時，1日2次。適用於肺癆形成空洞之症。

【編按：肺俞於背部第三胸椎棘突下方，外側1.5吋處。脾俞於背部第十

一胸椎棘突下方，外側1.5吋處。腎俞於第二腰椎棘突下方，外側1.5吋處。膏肓俞於背部第四胸椎棘突下方，外側3吋處。】

房事

此節氣天氣仍處於炎熱中，而適度的性生活有益於神安體健。為了讀者們能擁有一個完美的性生活，故此在這一節氣中，重點講一講古人房事中的戲道。古人所說的戲道，也就是我們今天所說的調情與愛撫，此道是兩性和諧、性滿足的前提，能提高房事質量，增進男女雙方的感情。

《玉房指要》認為：男女的性生活，應先有舒緩的愛撫嬉戲階段，目的是使夫妻雙方身心感到輕鬆、愉悅、和諧，從而使雙方同步進入性興奮期，使性慾迅速激發，以申性愛。愛撫的方式是多種多樣的，一般是指撫摸、吸吮、輕揉、按摩、搔癢、以及直接對生殖器的刺激等。男性的性敏感區域在陰莖龜頭部冠狀溝的腹面，接近包皮繫帶之處；女性的性敏感區域在陰蒂、小陰唇和陰道前庭附近。陰蒂是女性性敏感區的中樞，幾乎和男性的陰莖相同。所以，持續且適當地刺激陰蒂和陰莖這兩個器官是非常重要的。那麼，其產生的強烈而

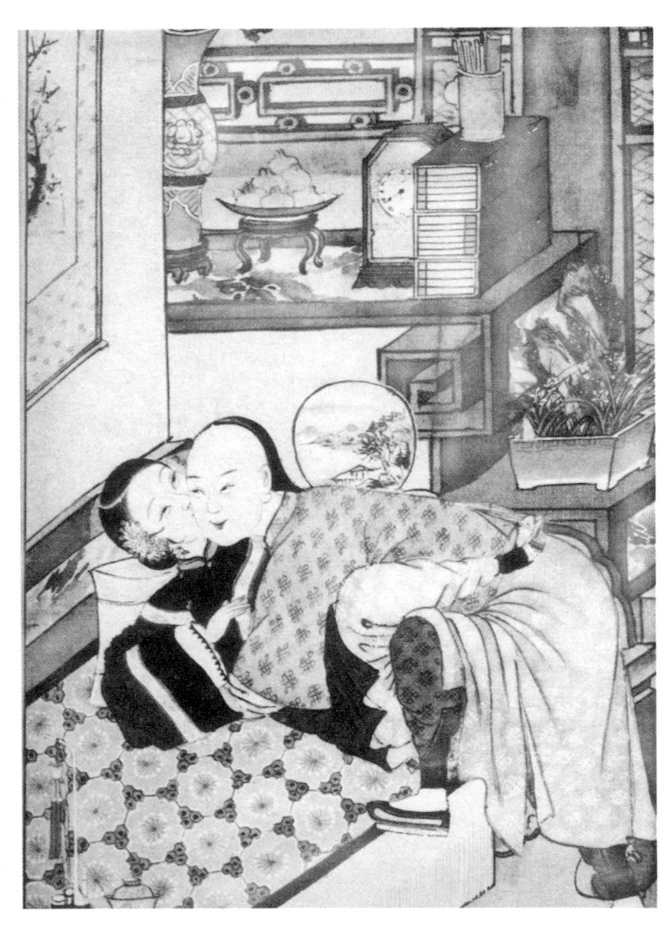

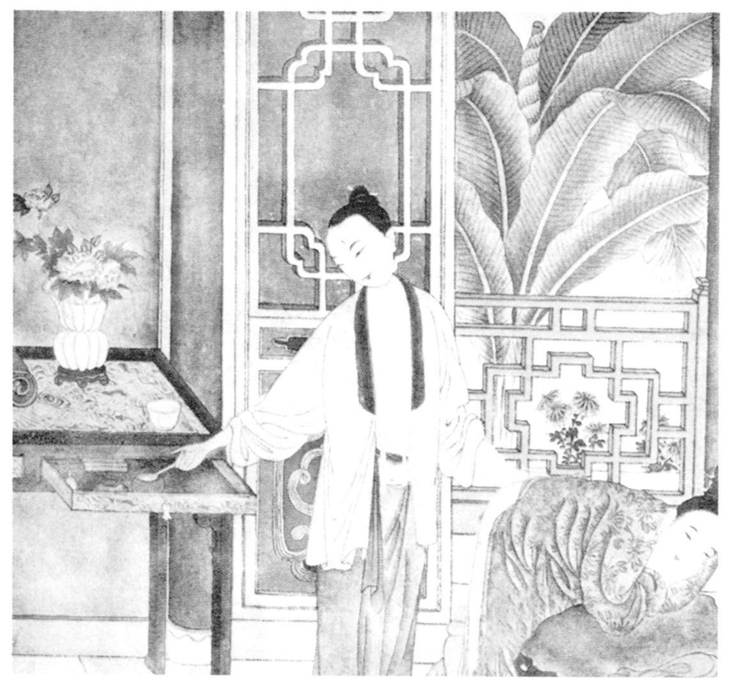

壽，不亦樂哉。」告訴人們：長生之道無需遠求，只是社會上一些凡夫俗子不懂得性生活前愛撫的重要意義罷了，所以，古代通曉房中術的人概歎，諸如這樣的愛撫，既不違背人之常情，又可延齡益壽，豈不是一種享受？

愛撫的方式是多樣的，現在我們談談《合陰陽方》刻書中所授合陰陽之道的全部過程。「凡將合陰陽之方，握手，土棺陽，循肘房，抵腋旁，上灶綱，抵領鄉，循拯筐，覆周環，下缺盆，過醴津，陵勃海，上常山，入玄門，御交筋，上合精神，乃能久視而與天地牟存。交筋者，玄門中交脈也，不得操之，使體皆樂癢，悅澤以好，雖欲勿為，作相向相抱，以恣戲道。戲道：一曰氣上面熱，徐向；二曰乳堅鼻汗，徐抱；三曰舌蒲而滑，徐屯；四曰下汐股溼，徐操；五曰嗌乾咽唾，徐撼，此謂五欲之征。征備乃上，上堪而勿內，以致其

迅速的性反應，往往收到事半功倍的效果。《玉房指要》中說：「凡御女之道，務欲先徐徐嬉戲，使神和意感，良久乃可交接，……交接之道，無複他奇，但當從容安徐，以和為貴，玩其丹田，求其口實，深按小搖，以致其氣。」大意是講：經過愛撫，使得兩個人情緒和諧，性慾感動而興奮。愛撫的動作宜從容安祥，態度和藹，輕輕觸摸對方臍下三寸的丹田，再相互擁抱、親吻，吸吮女性口中的津液，喚起對方的興奮，之後才能進行交合。又云：「道不遠求，但俗人不能識耳。采女曰：不情而可益

氣。氣至，深內而上撅之，以抒其熱，因復下反之，毋使其氣歇，而女乃大竭，然後十動，接十節，雜十修。接形已沒，遂氣宗門，乃觀八動，聽五音，察十已之征。」該文形象而生動地描寫了男女性交歡情的場面，首先描寫了男女性交之前的愛撫動作，其方法是握手撫摸，女性捏握陰物，男性以手自女臂上撫摸至乳房，轉至腋下，上至鎖骨旁，到達玉項，至下頷，口唇四周，再至鎖骨窩，經過胸乳部位，到達臍周圍，陰阜，探其玉門，捏其陰蒂，然後引導周身之氣，出入九竅，按照這樣的房中導引方法，可以使人長生不老，與天地共存。陰蒂，是玉門中陰筋交會之要地，因此，必須撫摸輕捏，使全身舒服愉悅，產生癢快之感。這時，即使有性交的想法，也不能急於求成，還應相互親吻、擁抱，盡情地嬉戲娛樂。

嬉戲娛樂也有原則和方法：一是通過慢慢親吻，使精氣上引而令面部發熱；二是慢慢將男擁抱，則女性乳房堅硬，豎起而鼻上微微滲出汗珠；三是舌上津液滲出，肋滑則慢慢吸吮男子口唇；四是女性陰部玉液湧出，兩股光滑溼潤，輕柔地持握陽物；五是女性咽乾，輕輕地搖撼男身，五種慾望都表現出來了，此時，方能進行正式交合。以陽物擊其玉門之旁，而不急於進入，女子陰氣至，情慾充分調動後，深納陽物，自上撥動，以泄其熱，熱泄復下，反覆上下，不要使之氣歇，直至女子氣急如渴，再按照十動動作進行刺激，接以十節的方式，間雜十修的方法。交接已畢不能急於將周身之氣出使，順達而至陽物。

此交接方法，就叫觀八動、聽五音，察十已的表現。通過這些描述，我們不難看出，當時的房中保健涉及到性生理、性心理等方面的知識，更可貴的是，在當時的歷史和條件下已涉及到生殖器的解剖學概念，這些樸實的切合性科學知識的內容，對於今天性醫學的研究，仍有很高的科學與鑒賞價值。

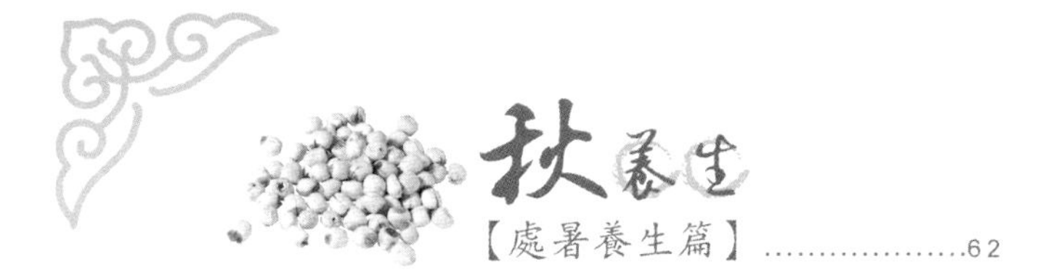
秋養生
【處暑養生篇】....................62

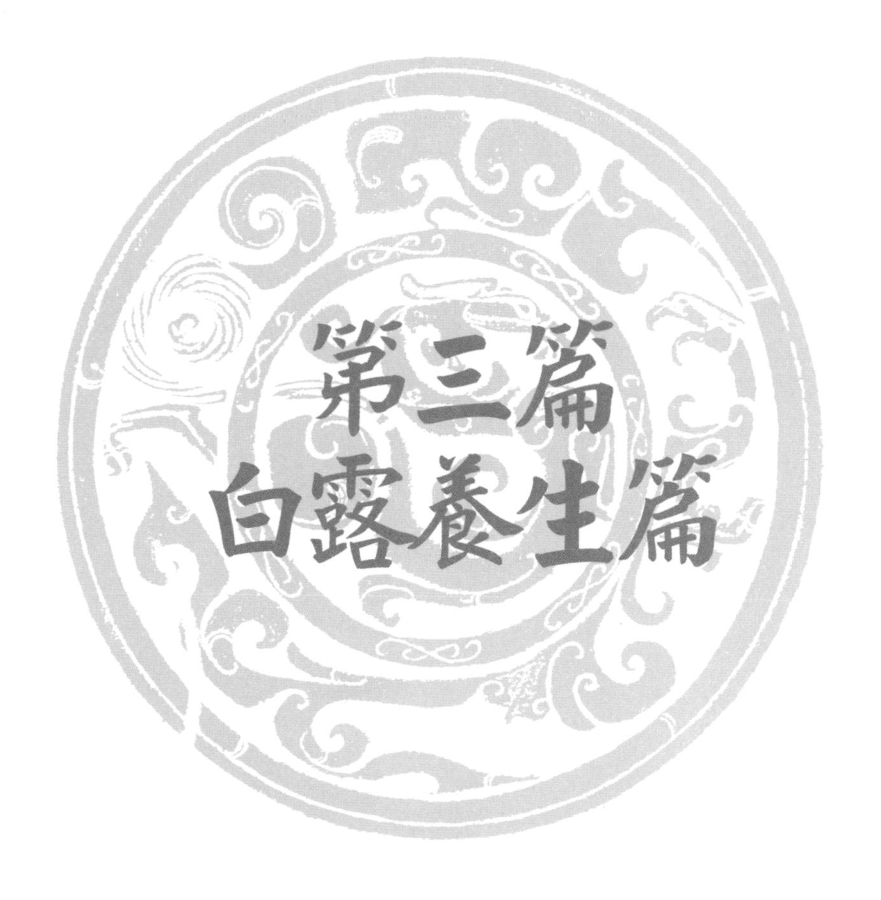

第三篇 白露養生篇

【節氣諺語】

秋靠露，冬靠雨，白露勿攪土。

過了白露節，夜寒日裡熱。
白露勿露身，早晚要叮嚀。

風俗

白露時斗指癸，太陽黃經為165度，時值西曆9月7日前後。此時陰氣漸重，露凝為白，故名白露也。白露是個典型的秋天節氣，天氣漸涼，空氣中的水蒸氣在夜晚常在草木等物體上凝成白色的露珠，諺語「過了白露節，夜寒日裡熱」便是說白露時白天夜裡的溫差很大。一般習俗認為白露節下雨，雨下在哪里，就苦在哪里，因此有句農諺如此說：「白露前是雨，白露後是鬼。」

白露三候為：「一候鴻雁來；二候元鳥歸；三候群鳥養羞。」是說這個節氣正是鴻雁與燕子等候鳥南飛避寒，百鳥開始貯存乾果糧食以備過冬，可見白露節氣實際上是天氣轉涼的象徵。

在大陸，有些地區的農村，處暑開始收高粱、玉米，丘陵地區開始種麥，有些地區開始育菜苗。台灣則是桂花處處飄香，桂花餅、桂花釀紛紛上市，亦為文旦、紅柿等的盛產期。在浙江的蒼南、平陽等地民間，人們於此日採集「十樣白」，以煨烏骨白毛雞，據說食後可滋補身體，去風氣（關節炎）。這「十樣白」乃是十種帶

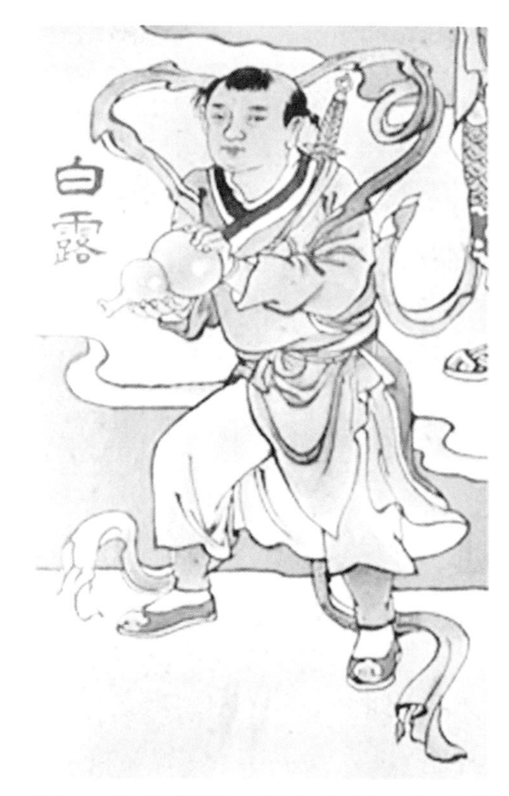

「白」字的草藥，如白木槿、白毛苦等等，以與「白露」字面上相應。在浙江文成地區，民間認為白露吃番薯可使全年吃番薯絲和番薯絲飯後，不會發胃酸，故舊時農家在白露節以吃番薯為習。

白露是夏秋交替的時節，古諺云：「白露勿露身，早晚要叮嚀。」意在提醒人們此時白天雖然溫和，但早晚氣候己轉涼，打赤膊容易著涼。在民俗方面，有祭孔大典及客家在八

月初一的秋祭掃墓。祭孔大典在古代被稱作「國之大典」。自唐玄宗於開元二十七年（西元793年）封孔子為「文宣王」後，祭祀孔子的活動不斷升格，明代已達到帝王規格，至清代其隆重盛大更達頂峰。我國現在一般在每年的9月28日舉行祭孔大典，在孔廟的大成殿正門前，要擺放全豬、全牛、全羊三牲祭品，並且由莘莘學子高聲誦詠孔子《論語》片段。在鍾磬聲中，還進行神聖古樸的祭孔樂舞表演，整個場面很是壯觀。

白露時節也是江蘇太湖人祭禹王的日子。禹王是傳說中的治水英雄大禹，太湖畔的漁民稱他為「水路菩薩」。每年正月初八、清明、七月初七和白露時節，那裡將舉行祭禹王的香會，其中又以清明、白露春秋兩祭的規模為最大，歷時一週。在祭禹王的同時，還祭土地神、花神、蠶花姑娘、門神、宅神、姜太公等。活動期間，《打漁殺家》是必演的一台戲，它寄託了人們對美好生活的一種祈盼和嚮往。

在台灣，此時為阿美族原住民的豐年季，該族人會團聚在一起，換上傳統原住民服裝，大夥兒一同唱歌、跳舞、慶豐年。

起居

白露節氣，是氣候轉涼的開始。此時夜間及早晚的氣溫低，正午時的天氣仍很熱，是秋天日溫差最大的時候。古語說：「白露勿露身，早晚要叮嚀。」便是告誡人們白露時節氣溫轉涼，不能袒胸露體，尤其是一早一晚要多添些衣服。

這一節氣中，支氣管哮喘發病率很高，因此要做好預防工作。支氣管哮喘是一種很常見的發作性過敏性疾病，一般分為發作期和緩解期。本病典型發作前，常常有先兆症狀，如咳嗽、胸悶或連續噴嚏等，如不及時治療，就可能很快出現氣急、哮鳴、

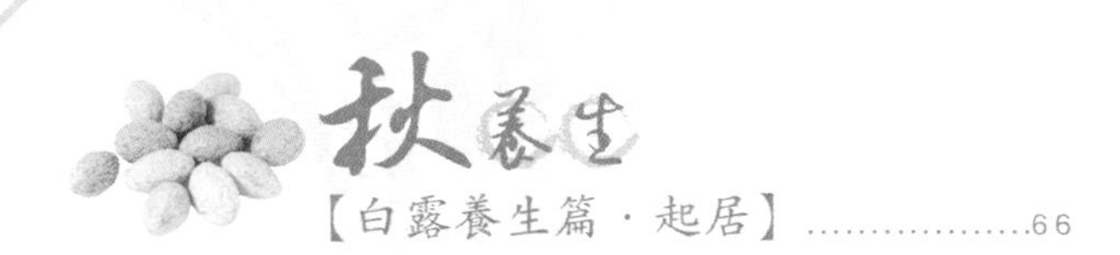

咳嗽、呼吸困難、多痰，患者常被迫坐起，兩手前撐，兩肩聳起，額部出冷汗，痛苦異常，嚴重者可見口唇和指甲發紫，甚至窒息死亡。發作持續數小時甚至數日才逐漸緩解。病情緩解後，症狀可以完全消失，而恢復與常人一樣。

支氣管哮喘的誘發因素很多，主要有：

◎**接觸過敏原**：過敏原種類很多，一般來自體外，如植物的花粉、房屋的塵土、蹣蟲、工業粉塵、動物毛屑、魚、蝦、油漆、染料等，都可以發病。

◎**呼吸道感染**：肺、支氣管、氣管、鼻竇炎症感染均可誘發哮喘。

◎**氣候改變**：氣候轉冷，季節發病率增加，有些可以致敏的植物花粉，在春秋二季分布濃度增高；溫度、溼度高的時候，容易使細菌繁殖；氣壓低的時候，可以使花粉、有害粉塵、刺激性氣體等聚集在地面，濃度增加，容易吸入。

◎**精神因素**：情緒激動、條件反射可以誘發哮喘。

本病的預防主要是通過體育鍛鍊。許多支氣管哮喘的病人，由於擔心受涼、感寒後哮喘發作，心理上處於緊張狀態，而對體育鍛鍊有所顧慮，結果體質下降，反而發病增多。其實，體育鍛鍊對本病患者大有好處，病人可以根據自己的體質情況適當選擇運動方式，例如每天堅持慢跑、打太極拳、練氣功等。經常唱歌也會對此疾病有所控制及預防，因為人在唱歌時，只能採用腹式呼吸，腹式呼吸能增大肺活量，減輕肺部壓力，並且唱歌還能振奮精神，激發體內潛力，使人從靜止狀態轉入活動狀態，同時心跳加快、肌肉緊張，有利於控制咳嗽。另外每天堅持用冷水洗臉、洗腳甚至洗擦全身，對此病也有

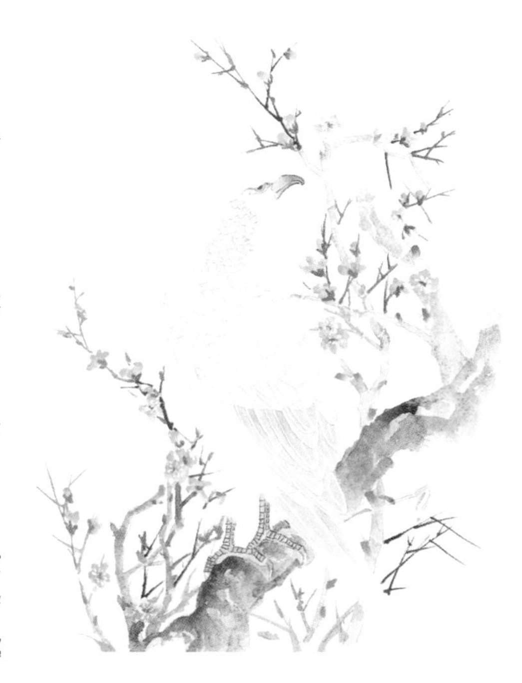

極好的預防作用。

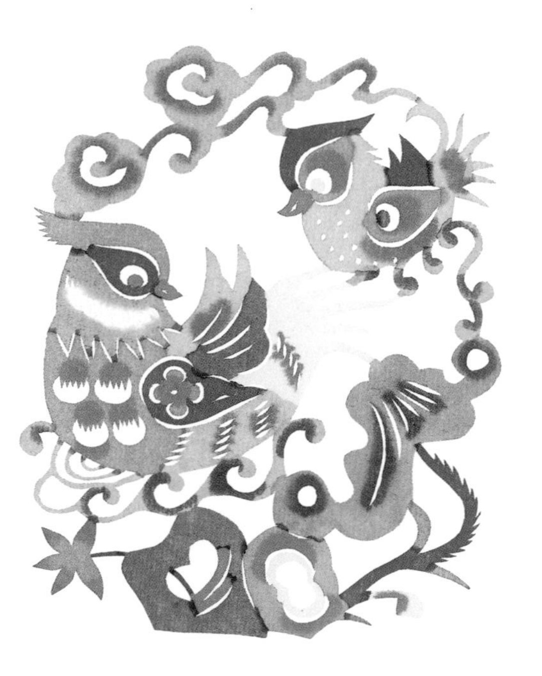

其次是排除誘發因素。支氣管哮喘的發作，往往與致敏原有密切關係，發作過後，應細心尋找和分析誘發因素，盡可能加以避免。誘發因素主要是兩個方面，一是過敏物質，如花粉、粉塵、皮毛、牛奶、雞蛋、魚、蝦、螃蟹、油漆、藥物等，每個病人有不同的致敏原，有的是一、兩種，有的多達幾十種；另一是身體和精神狀態，如情緒不好、過度勞累、懷孕、月經前期等，甚至看到曾經引起哮喘的物質，便引起精神刺激，反射性地發生哮喘。還有酒和過鹹食物的刺激，會加強支氣管的反應，加重咳嗽、氣喘、心悸等症狀，誘發哮喘，所以飲食上也要有所注意。

此時秋高氣爽，正是人們外出旅遊的大好時光。然而，常有不少遊客在旅遊期間出現類似「感冒」的症狀，發生鼻癢、連續打噴嚏、流清鼻涕、有時眼睛流淚、咽喉發癢，還有人耳朵發癢等等。這些表現很容易讓人聯想到「感冒」，深秋季節早晚溫差很大，特別是當活動量增加後脫過外衣，就更容易被誤認為受了寒涼，而當作「感冒」治療。其實這不一定是「感冒」，而可能是「花粉熱」。

「花粉熱」的發病有兩個基本因素：一個是個體體質的過敏；另一個是不止一次地接觸和吸入外界的過敏原。由於各種植物的開花季節具有明顯的季節性，因此，對某種或某幾種抗原過敏的人的發病也就具有明顯的季節性了。秋季是藜科、腸草、蓖麻和向日葵等植物開花的時候，也正是這些花粉誘發了有過敏體質者而出現了「秋季花粉症」。

此節氣的養生重點便是加強身體鍛鍊，並注意早晚不要受涼，並且要

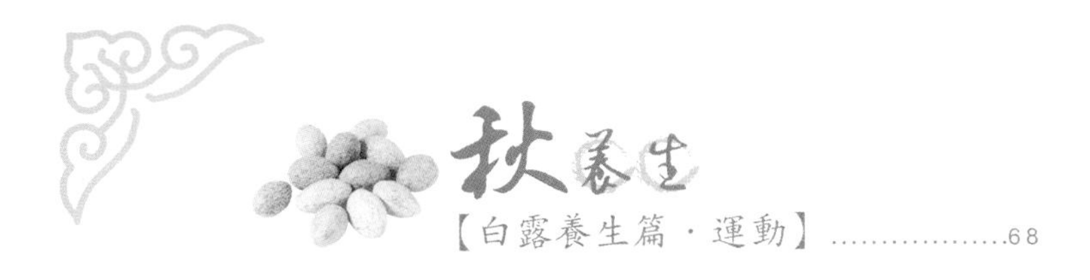

對過敏性疾病做好積極的預防。

運動

一、白露八月節坐功

《遵生八箋》中原文如下：「運主太陰四氣。時配足陽明胃燥金。坐功：每日丑、寅時，正坐，兩手按膝，轉頭推引，各三五度，叩齒，吐納，咽液。治病：風氣留滯腰背經絡，灑灑振寒，苦伸數欠，或惡人與火，聞木聲則驚狂，瘧，汗出，鼽衄，口唇疹，頸腫，喉痹不能言，顏黑，嘔，呵欠，狂歌上登，欲棄衣裸之。」

進入白露，夜間溫度已具備成露條件，露水凝結較多，露濃色白，也是自然界陽消陰長的一個標誌。本法以「白露」命名，正是順應這一時令特點而制定的氣功鍛鍊方法。適宜於白露時節鍛鍊，可於白露時開始，練至秋分為止。白露時節人體疾病在經絡方面多表現在足陽明胃經。足陽明胃經起於鼻旁，挾鼻上行，相交於鼻根部，旁入目內眥，與足太陽經脈相會，正行沿鼻外入上齒中，還出繞環唇口，下交承漿，分別沿下巴的後下方，經大迎，過耳前，沿髮際至於前額。其直行者從缺盆出體表，沿乳中線下行，挾臍下行至腹股溝。其支脈有從大迎前下至人迎，沿喉嚨向下後行至大椎，折向前行，入缺盆，下膈，屬胃，絡脾。有從胃下口分出，經腹部深層下行大腿，膝脛，至第二足趾。其主要病症有：高熱、汗出、鼻衄、咽喉促痛、頸腫、驚惕、脘腹脹滿、腸鳴、腹水、下肢疼痛等，堅持採用本法鍛鍊，可起到較好的防治作用。

適應病症：風氣留滯腰背經絡、畏寒發抖、瘧疾、多汗、流鼻血、口吞生瘡潰爛、頸腫痛暗啞、面色灰暗、嘔吐、呵欠、手舞足蹈、當衆脫衣等症。

具體方法：每日凌晨三至七點時，正坐，雙手按住膝部，頭頸慢慢轉向一

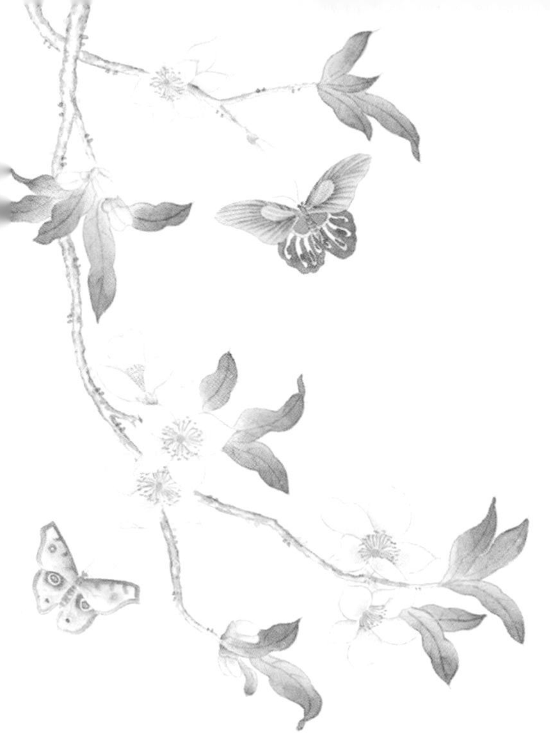

側，左右方向各做三至五次，然後牙齒叩動36次，調息吐納，津液咽入丹田九次。

【編按：承漿於下唇正中央凹陷處。大迎爲嘴角與下頸骨中間的下凹處。人迎位在頸部喉結外側1.5吋處。大椎在背部第七頸椎棘突和第一胸椎棘突的中間。】

二、呼吸操

適應病症：治支氣管哮喘。呼吸操可以加強支氣管功能，保持呼吸道通暢，增強機體抗病力，防止感染。

具體方法：採用平臥或站立位，兩手放在上腹部，然後有意識地做腹式深呼吸。吸氣時腹部隆起，呼氣時腹部下陷，呼氣時間比吸氣時間長1～2倍，吸氣用鼻，呼氣用口，呼氣時口唇緊縮作吹口哨的樣子。同時可用兩手按壓上腹部，加強呼氣力量，除肺中殘留的廢氣。每次20～30分鐘，每天1～2次。

三、按鼻中膈功

適應病症：鼻塞、鼻流濁涕。

具體方法：端坐於椅子上，兩腳分開與肩同寬，大腿與小腿呈90度角，軀幹伸直，全身放鬆，下頷向內微收。端坐放鬆，將右手食指，中指放兩鼻孔處，點按鼻中膈與鼻翼之間，點按時稍用力，每次點按64下，每間隔1小時點按1次，最終至症狀緩解為止。

四、點揉迎香功

適應病症：鼻炎。

具體方法：自然站立，雙腳分開與肩同寬，雙臂自然下垂，掌心朝內側，中指指尖緊貼風市穴，拔頂，舌抵上顎，提肛，淨除心中雜念。用兩手食指點揉迎香穴64下，兩手大指上下摩擦鼻翼至熱，由下面迎香穴往上摩擦到攢竹穴。每天早晚各做1次。

【編按：迎香穴在鼻翼外側凹陷

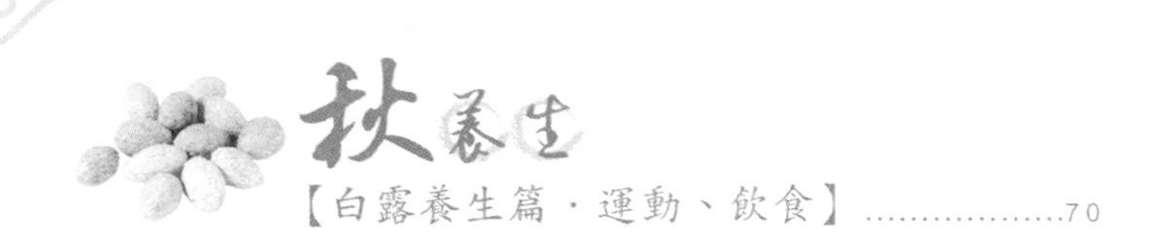

處的上方。攢竹穴於眉尖內側凹陷處。湧泉穴於腳掌彎曲時底部的凹陷處。】

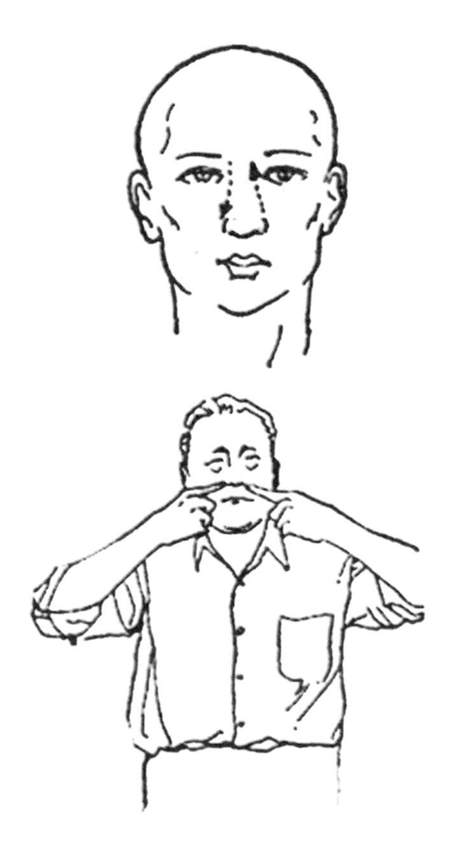

五、湧泉導引功

適應病症：鼻炎、頭痛頭昏。

具體方法：自然站立，雙腳分開與肩同寬，雙臂自然下垂，掌心朝內側，中指指尖緊貼風市穴，拔頂，舌抵上顎，提肛，淨除心中雜念。全身放鬆，兩眼輕閉，意念想腳底湧泉穴，站20分鐘後，將兩手中指在掌心搓熱，點按迎香穴，先左手後右手，點按每側108下，每天早晚各1次。

六、按鼻通氣功

適應病症：鼻不通氣，增強嗅覺功能。

具體方法：端坐於椅子上，兩腳分開與肩同寬，大腿與小腿呈90度角，軀幹伸直，全身放鬆，下頷向內微收。面向太陽而坐，全身放鬆，閉氣3次後，用大拇指與食指，按揉鼻翼，至鼻熱為止，每天做2～3次。

七、意念導引功

適應病症：口瘡。

具體方法：自然站立，雙腳分開與肩同寬，雙臂自然下垂，掌心朝內側，中指指尖緊貼風市穴，拔頂，舌抵上顎，提肛，淨除心中雜念。全身放鬆，意念想舌根下金津玉液，男性用左手大拇指與食指掐按兩嘴角下，下頷下方，女性用右手大拇指與食指掐按兩嘴角下，待口中唾液多了後，口瘡部位用唾液浸泡，時間盡可能長些，再將浸泡後唾液分3次咽下。

飲食

白露節氣已是真正的涼爽季節的開始，很多人在調養身體時一味地強調海鮮肉類等營養品的進補，而忽略了季節性的易發病，給自己和家人造成了機體的損傷，影響了學習和工作。在白露節氣中要避免鼻腔疾病、哮喘病和支氣管病的發生。特別是對於那些因體質過敏而引發的上述疾病，在飲食調節上更要慎重。凡是因過敏引發的支氣管哮喘的病人，平時應少吃或不吃魚蝦海腥、生冷炙燴醃菜、辛辣酸鹹甘肥的食物，最常見的帶魚、螃蟹、蝦類、韭菜花、黃花、胡椒等，宜以清淡、易消化且富含維生素的食物。現代醫學研究表明，高鈉鹽飲食能增加支氣管的反應性，在很多地區內，哮喘的發病率是與食鹽的銷售量而成正比，這說明哮喘病人不宜吃得過鹹。在食物的屬性中，不同的飲食有其不同的「性」、「味」、「歸經」、「升降沉浮」及「補瀉」作用，不同的屬性，其作用不同，適應的人群也不同，因此，每個人都要隨著節氣的變化而隨時調節飲食結構。

《難經》記載：「人賴飲食以生，五穀之味，熏膚（滋養皮膚），充身，澤毛。」這是兩千年前古人對飲食營養作用的評述。可見飲食的滋養不但是人體賴以生存的基礎，當食物中的營養素（中醫稱之為「水穀精微」）轉化為人體的組織和能量時，更是滿足生命運動的物質保障。戰國時期的名醫扁鵲：「安身之本必資於飲食。不知食宜者，不足以生存。」強調了食物屬性是因人而異。

白露即為典型的秋季氣候，所以我們在這一節氣中要預防秋燥。我們講燥邪傷人，容易耗人津液，而出現口乾、唇乾、鼻乾、咽乾及大便乾結、皮膚乾裂等症狀。預防秋燥的方法很多，可適當地多服一些富含維生素的食品，也可選用一些宣肺化痰、滋陰益氣的中藥，如人參、沙參、西洋參、百合、杏仁、川貝等，對緩解秋燥多有良效。對普通大眾來說，通過食療預防秋燥方為上策。

一、食療方

1.蓮子百合煲

配方：蓮子、百合各30克，精瘦肉200克。

做法：蓮子、百合清水浸泡30分鐘，精瘦肉洗淨，置於涼水鍋中燒開（用水焯一下）撈出。鍋內重新放入清水，將蓮子、百合、精瘦肉

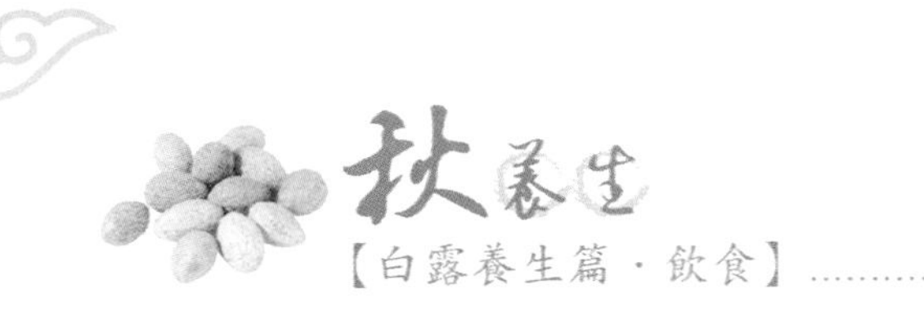

一同入鍋，加水煲熟（可適當放些精鹽、味精調味）。

功效：清潤肺燥，止咳消炎。適用於慢性支氣管炎患者。

2.柚子雞

配方：柚子（越冬最佳）一個，公雞一隻，精鹽適量。

做法：公雞去毛、內臟洗淨，柚子去皮留肉。將柚子放入雞腹內，再放入氣鍋中，上鍋蒸熟，出鍋時加入精鹽調味即可。

功效：補肺益氣，化痰止咳。

3.銀杏雞丁

配方：銀杏（白果）100克，無骨嫩雞肉250克，蛋清2個，高湯、白砂糖、紹酒、太白粉、味精、香油、食鹽、油、蔥各適量。

做法：白果去殼，在油鍋內煸炒至六成熟，撈出剝去薄衣待用。雞肉切成1釐米見方的小丁，放在碗內加入蛋清、食鹽、太白粉攪拌均勻。炒鍋燒熱放油（量要多些），待油燒至六成熟時，將雞丁下鍋用勺劃散，放入白果繼續翻炒，至熟後連油一同倒入漏勺內瀝油。然後在鍋內倒入少量油，將蔥段煸炒，隨即烹入紹酒、高湯、食鹽、味精，把加工過的白果雞丁倒入鍋內翻炒，用太白粉勾薄芡，出鍋前淋

入香油，攪拌均勻起鍋裝盤即成。

功效：補氣養血，平喘止帶。本方可作為慢性氣管炎、肺心病、肺氣腫及婦女帶下症患者的膳食。

4.香酥山藥

配方：鮮山藥500克，白糖125克，豆粉100克，植物油750克（實耗150克），醋、味精、太白粉、香油各適量。

做法：山藥洗淨，上鍋蒸熟，取出後去皮，切1寸長段，再一剖兩片，用刀拍扁。鍋燒熱倒入植物油，等油燒至七成熱時，投入山藥，炸至發黃時撈出待用。另燒熱鍋，放入炸好的山藥，加糖和水兩勺，文火燒5、6分鐘後，即轉武火，加醋、味精，太白粉勾芡，淋上香油起鍋裝盤。

功效：健脾胃，補肺腎。對於脾虛食少、肺虛咳嗽、氣喘者更為適合。

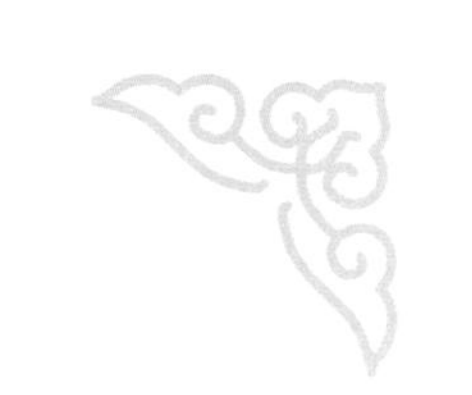

二、秋季支氣管哮喘病進補方

此節氣是支氣管哮喘的好發季節，因而採取相應的進補，可預防或減輕該病的發生或發展。

1.二子豬肺湯

配方：河子6克，五味子20顆，豬肺一具。

做法：豬肺洗淨，入諸藥加水煮湯，爛熟後調味喝湯。

服法：每日一次，連續7～10天。

2.白芨燕窩湯

配方：白芨、燕窩各15克，冰糖適量。

做法：諸藥入砂鍋，慢火燉燒去渣，加冰糖調味。

服法：分二次，早晚各服一次，連續15～20天。

3.蛤蚧燉冰糖

配方：蛤蚧數隻，冰糖15克。

做法：蛤蚧焙乾研粉，每次5～6克，入冰糖燉服。

服法：每日一次，連續1個月左右。

4.貝梨燉豬肺

配方：豬肺250克，川貝10克，雪梨2顆，冰糖少許。

做法：將雪梨切成數塊，豬肺切成片狀，與川貝母一起放入砂鍋內，加入適量的冰糖，清火慢熬煮至豬肺熟即可食用。

服法：可經常服食。

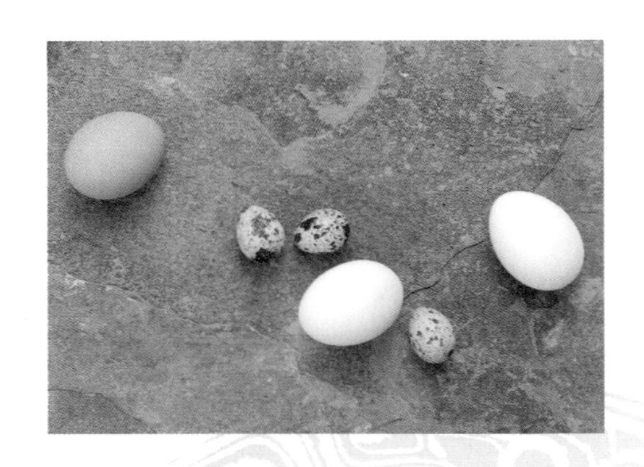

5.桑貝百合鴨蛋

配方：桑葉30克，川貝母5克，百合25克，鴨蛋2顆。

做法：將桑葉水煮汁500毫升，入川貝母、百合，隔水燉至百合熟後，打入鴨蛋，入調料，稍沸即可服用。此外，還可服用蘿蔔燉蜂蜜、老鴨燉冬草等。

服法：連服一週。

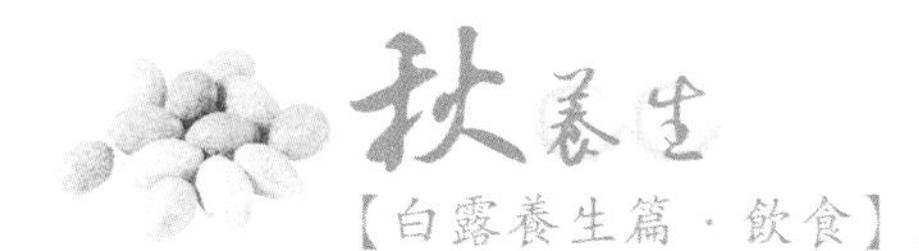

三、支氣管哮喘食療方

1.鯉魚醋泥

配方：鯉魚頭一個，薑、醋、蒜泥適量。

做法：鯉魚頭、薑、醋、蒜泥同煮食之。

功效：治喘咳。

2.海蜇湯

配方：海蜇50克。

做法：海蜇煮湯服之。

功效：治喘咳。

3.蛋黃冰糖

配方：蛋黃10克，冰糖100克。

做法：攪勻，沖入米酒500ml，放置10天後取出。

服法：每晚1次，每次30ml（可根據個人的酒量而增減），可長期服用。

功效：治喘咳。

4.蛤蟆雞蛋

配方：蛤蟆1隻，雞蛋1個（最好是白雞下的）。

做法：將蛋從蛤蟆口內裝入肚中，用紙包上，取陰陽瓦兩塊（即瓦房上槽瓦1個，蓋瓦1個）蓋好，外用泥敷半指厚，置於火爐上烘烤，蛋熟取下，將瓦揭開，剖蛤蟆取出雞

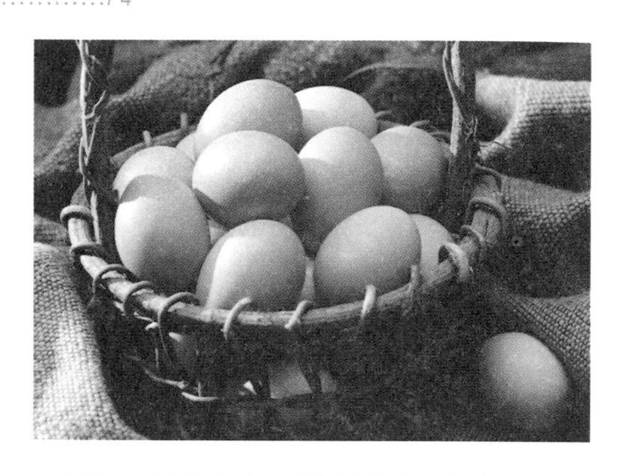

蛋，去殼食之，隨後飲黃酒適量。

功效：治哮喘。

5.無花果汁

配方：無花果適量。

做法：無花果搗汁成半杯，用開水沖服。

服法：每日一次。

功效：治哮喘。

6.青蛙胡椒粉

配方：青蛙1隻，胡椒10粒。

做法：將青蛙去內臟塞入胡椒，用線縫合，放入童子尿中浸1週，取出，焙至酥脆，研成粉末。

服法：每次服1克，每日3次。

功效：治哮喘。

7.生薑炒雞蛋

配方：生薑15克，雞蛋一個。

做法：生薑切碎，加入雞蛋調勻，炒熟食用。

功效：治哮喘。

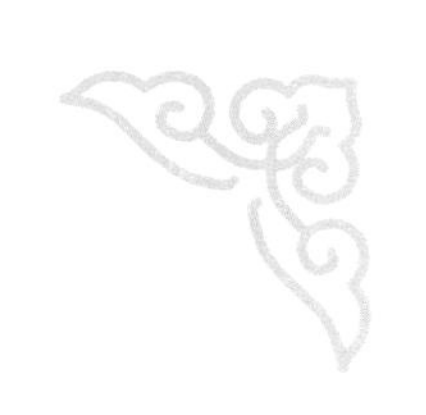

8.白果蜂蜜飲

配方：白果10～12克，蜂蜜或食糖適量。

做法：白果炒後去殼，加水煮熟，加蜂蜜或食糖調湯飲服。

功效：治久咳氣喘。

9.白果豆腐皮粥

配方：白果10克左右（去殼及果蕊），豆腐皮60～80克，米適量。

做法：同煮成稠粥食用（煮時鍋蓋勿蓋緊，使毒物易揮發散失）。

功效：治肺虛喘咳，腎虛遺尿、小便頻數，婦女體虛、白帶過多。

10.百冰鵪鶉

配方：鵪鶉一隻，百合10枚，冰糖50克。

做法：共煮熟食之。

功效：治喘咳、肺癆。

11.杏仁奶

配方：杏仁21個，牛奶250克，白糖適量。

做法：將杏仁去[illegible]，研碎，[illegible]放入牛奶內[illegible]去渣，加糖燒開即可飲用。

功效：治肺氣虛所致之喘息急促、咳嗽。

12.百合鵪鶉蛋

配方：鵪鶉蛋二顆，百合一枚。

做法：共煮食用，連續服用一段時間。

功效：治喘咳、肺癆。

13.金橘湯

配方：金橘1～2個。

做法：用刀劃破果皮，擠去核，放水中加冰糖適量，文火煮熟，吃金橘飲湯。

服法：每日2～3次。

功效：治痰多喘咳。

14.菠杏豬肺湯

配方：甜杏仁15克，胡桃仁6克，菠菜籽5克，豬肺500克，生薑9克，食鹽少許。

做法：將豬肺洗淨、切塊，與上藥一併同煮，至熟爛後，調味服食。

功效：治哮喘。

15.黑豆梨糊

配方：梨1顆，黑豆適量。

做法：將梨切下1/3，挖去梨核，填滿黑豆，將梨復原，以糖煨熟，搗爛食用。

服法：每日1顆。

功效：治氣喘氣急。

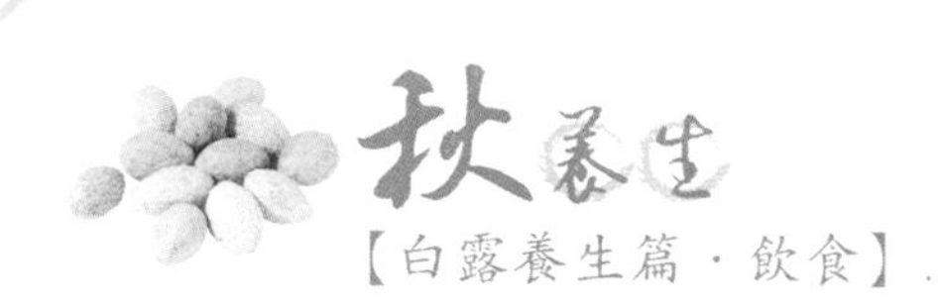

16.大蒜糖膏

配方：紫皮大蒜60克，紅糖90克。

做法：紫皮大蒜搗爛泥後放入紅糖，加適量水熬成膏。

服法：早晚各服一匙。

功效：治哮喘、慢性咳嗽。

17.芝麻核桃酒

配方：黑芝麻25克、核桃仁25克，白酒500克。

做法：黑芝麻、核桃仁挑選乾淨，放酒罈中。把酒倒入，拌勻，蓋上蓋，封嚴，每隔2天攪拌1次，浸泡15天即成。

服法：每日服2次，每次15～20克。

功效：治腎虛喘咳、伴大便乾硬。

18.飴糖豆漿

配方：豆漿一碗，飴糖（麥芽糖）60克。

做法：豆漿、飴糖煮化頓服。

功效：治痰喘。

19.豆腐蘿蔔煎

配方：豆腐500克，生蘿蔔汁1杯，飴糖60克。

做法：混合煎食。

服法：每日2次分服。

功效：治痰火哮喘。

20.韭菜炒核桃

配方：核桃仁50克，韭菜250克。

做法：將核桃仁放香油鍋內炸黃，再加韭菜及鹽，翻炒至熟。

服法：佐餐，每日1劑，常吃。

功效：治喘促氣短、腰痠遺泄。

21.芝麻薑糖蜜

配方：生薑125克，芝麻250克，冰糖、蜂蜜各125克。

做法：先將生薑搗爛取汁，然後將芝麻洗淨浸拌於薑汁內，放入鍋中用文火炒熟，出鍋放涼後，再將冰糖與蜂蜜熔化在一起，並加入薑汁、芝麻，攪拌均勻，置於容器裡。

服法：每天早起和晚睡前各服一湯匙。一般連續服用10天至半月，其病情便有明顯減輕或解除。若病情嚴重，可再多服用幾天。

功效：治老年哮喘。

22.嫩絲瓜湯

配方：鮮嫩絲瓜數條。

做法：切碎，水煎飲。

功效：治哮喘。

23.冰蜜南瓜

配方：南瓜1顆（500克左右），蜂蜜60毫升，冰糖30克。

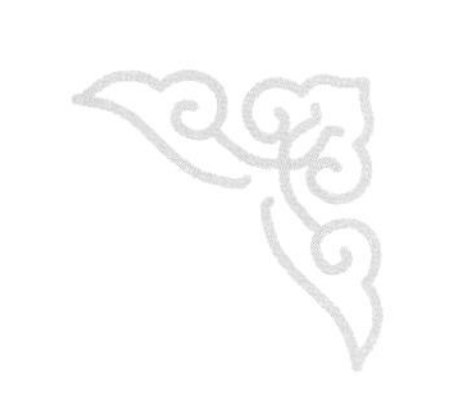

做法：將南瓜頂上開口，挖去部分瓜瓤，裝入蜂蜜、冰糖，隔水蒸上幾小時。

服法：每日早晚吞食1次，連服7天左右。

功效：治哮喘。

24.加味芡實餅

配方：生芡實180克，生山藥90克，生苡米90克，生雞內金90克，白麵粉400克，砂糖適量。

做法：先將芡實、山藥、苡米軋細過籮備用。將雞內金軋細過蘿，置盆內浸以沸水，約4小時後，將芡實、山藥、苡米、白麵粉及白砂糖加入，用浸泡雞內金水，和作極薄小餅，烙成焦黃色。

服法：隨意食用，經常服食。

功效：治脾虛哮喘。

25.核桃山藥冰糖蜜

配方：核桃仁100克，山藥125克，峰蜜250克，冰糖30克。

做法：核桃仁滾水燙去衣、切細粒，山藥研粉，同蜂蜜、冰糖共入瓷盆內，加冷水少許，攪勻，隔水蒸3小時即成。

服法：每次1匙，每日2次。

功效：治腎虛喘咳、遺精。

26.香菇白果羹

配方：乾香菇150克，淨白果肉100克，精鹽、味精、醬油、白糖、太白粉、麻油、油、鮮湯適量。

做法：浸水漲發香菇，去雜洗淨，擠乾水。白果肉洗淨瀝乾水，入油鍋略炸去皮。炒鍋放油燒熱，投入香菇、白果肉略煸炒後，放精鹽、糖、鮮湯燒沸，再用文火燒燜一會，改用旺火，放入醬油、味精、精鹽。香菇、白果肉入味後，用太白粉稀芡，淋上麻油，出鍋裝盆即成。

功效：治腎虛喘咳。

四、預防支氣管哮喘類食譜

1.麻黃根燉羊肺

配方：麻黃根50克，羊肺1個，蔥、生薑、食鹽、味精各適量。

做法：將羊肺洗淨，與麻黃根一起

入湯鍋內，擺上蔥段、薑片，加入精鹽、味精少許，注入適量清水，置火上燉煮。待羊肺熟後，撈出羊肺，切成條塊，佐餐食用。

服法：每日服用3次，每次30克。

2.炸補骨腰子

配方：補骨脂粉30克，核桃仁200克，豬腰子2對，5個雞蛋的蛋清，花生油、紹酒、胡椒粉、蔥、生薑、精鹽、味精各適量。

做法：將核桃仁放在開水中浸泡，去皮，晾乾，入油鍋炸成金黃色，涼後研末。豬腰子對剖，去脂膜，切成薄片，後盛入碗中，再加入紹酒等佐料拌勻，浸漬1小時，取出腰片待用。用蛋清加太白粉調成糊狀，核桃仁末與補骨脂粉攪勻成中藥粉，再取豬腰1片，撒上中藥粉後卷起來，隨即裹上蛋清粉糊，逐個入油鍋炸至金黃色，撈出後裝盤，撒上椒鹽即成。

3.川貝豬肺

配方：川貝母10克，白胡椒0.3克，紅皮雞蛋2個，新鮮豬肺（帶氣管）1個。

做法：將川貝母和白胡椒研成細末，雞蛋去殼取蛋清將二藥末調勻和成糊狀，把此藥糊灌入洗淨的豬肺氣管中，用線紮好管口，放沙鍋內加適量水小火燉煮50分鐘即成。食用時將豬肺及氣管切成薄片，蘸醬油佐食進餐，1週內連續食完。

4.靈芝燉鴨

配方：靈芝1.5克，肉桂5克，蘋果5克，鴨1隻，蔥、生薑、料酒、精鹽、味精、香油、胡椒粉各適量。

做法：將靈芝洗淨、切片，與肉桂、蘋果一起裝入紗布袋中，紮緊口。將鴨宰殺後去毛、除腸雜、剁去爪，洗淨，入沸水鍋汆透，撈出，用涼水沖洗乾淨，瀝淨水分，再將紗布袋塞人鴨腹內，將鴨放入沙鍋中，擺上蔥段、薑片，澆上料酒，注入清湯適量。將沙鍋置旺火上燒沸，後改用小火燉150分鐘，待鴨肉熟爛脫骨，揀出蔥段、薑片和紗布藥袋，加入精鹽、味精、香油、胡椒粉調好味即可。

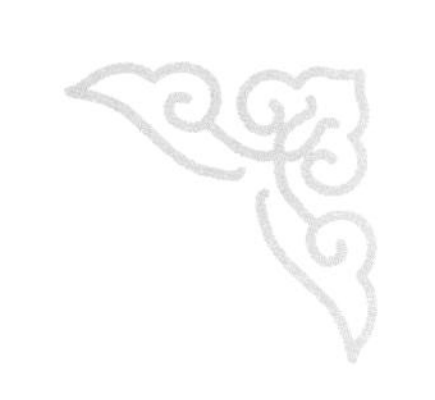

五、預防氣管炎類食譜

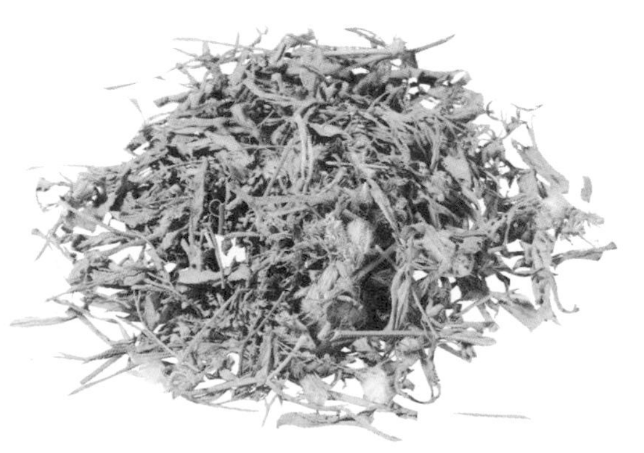

1.杏仁雞

配方：母雞1隻（約重1300克），甜杏仁45克，料酒、精鹽、白糖、胡椒粉、蔥、薑、雞清湯各適量。

做法：雞去掉頭頸，背脊開膛，去內臟洗淨。蔥切段，薑切片。杏仁用開水稍泡，剝去紅衣。把雞、杏仁、蔥、薑放入大湯碗內，加入雞清湯、料酒、鹽、白糖、胡椒粉，隔水蒸，蒸爛後取出，揀去蔥、薑，撇去浮油，調好口味即成。

2.蘿蔔杏仁煮牛肺

配方：蘿蔔500克，苦杏仁15克，牛肺250克。

做法：蘿蔔切塊，杏仁去皮尖。牛肺用開水燙一下，再以薑汁、料酒旺火炒透，複入瓦鍋內，加適量水，放入蘿蔔、杏仁煮熟即成。

3.板栗燉肉

配方：板栗150克，瘦豬肉200克，料酒、精鹽、味精、蔥、薑、胡椒粉各適量。

做法：豬肉洗淨，放沸水鍋中去血水，撈出洗淨切塊。板栗洗淨，放開水鍋裡煮一下，撈出去殼、去內皮，切成兩半。鍋中放入豬肉、板栗、料酒、味精、鹽、蔥、薑、胡椒粉，燉至肉熟爛即成。

4.雞絲蜇頭

配方：生雞胸肉150克，漲發好的淨海蜇頭絲300克，雞蛋清半個，香菜梗15克，精鹽、味精、醋、胡椒粉、麻油、花椒水、蔥、薑、蒜、油、太白粉各適量。

做法：把雞胸肉切成細絲，放入碗內，加雞蛋清、太白粉，用手抓勻，香菜梗切成段，蔥、薑切成細絲，蒜切成片。鍋內放入油，燒到四五成熱時，放入雞絲，用筷子劃開，熟時出鍋，海蜇用熱水燙一下，瀝乾水。鍋內放入少量油，燒熱時用蒜炸鍋，烹入醋，添雞湯，把雞絲、海蜇頭放入鍋內，加上精鹽、味精、花椒水、胡椒粉、蔥、薑絲、香菜梗，湯開時撇去浮沫，點上麻油，出鍋盛碗即成。

藥方

一、支氣管哮喘方

1.菊花桑葉飲

配方：野菊花、桑葉各10克。

服法：開水浸泡代茶飲。

功效：此方適用於剛出現早期感冒症狀時，此時亦應多飲茶水。

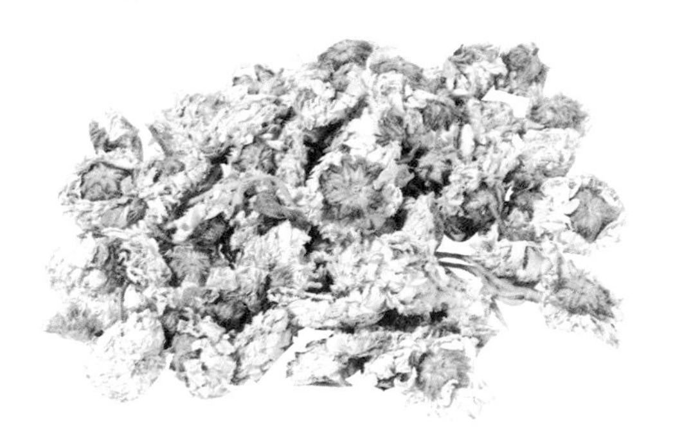

2.溫肺補腎湯

配方：炙麻黃、射干、五味子各12～15克，半夏、乾薑各10克，附子6～9克，黃耆、補骨脂、淫羊藿各25～30克，沉香0.6克（分二次吞服），雷公藤25克（先煎，亦可用地龍15～20克代之），黃芥15克。

服法：每日1劑，水煎服。

功效：適用於過敏型。

3.清肺補腎湯

配方：炙麻黃10克，黃芩、射干、苦參各15克，魚腥草30克，全瓜蔞、葶藶子各15～30克，補骨脂、黃耆各15～24克，沉香0.6克（分2次吞服），雷公藤25克（先煎，亦可用地龍代之），大棗6枚。

服法：每日1劑，水煎服。

功效：適用於感染型及混合型。

4.龍膽截喘湯

配方：地龍20克，膽南星、北杏仁、桔梗、防風各15克，瓜蔞、枇杷葉、川貝各12克，甘草8克。過敏型加款冬花12克，細辛10克；感染型及混合型加連翹、魚腥草各15～30克；喘甚加葶藶子、蘇子各15克。

服法：每日1劑，水煎1次服。

二、鼻炎、鼻血驗方

1.老刀豆散

配方：老刀豆（帶殼）。

做法：焙乾，研成細末。

服法：每次5克，用黃酒調服，每日2次。

功效：治鼻淵（鼻竇炎）、鼻塞頭痛、時流濁涕。

2.苦瓜泥

配方：生苦瓜1條，白糖60克。

做法：苦瓜搗爛如泥，加糖搗勻，

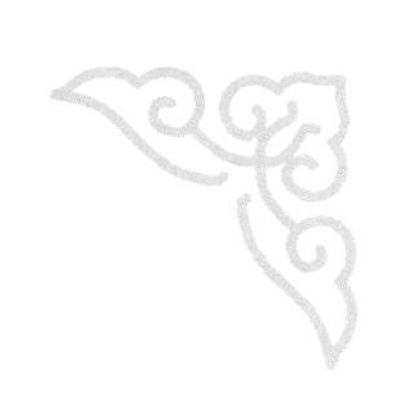

2小時後將水濾出，去渣。

服法：1次冷服，每日1劑。

功效：治鼻淵、鼻炎。

3.豆腐石膏湯

配方：生石膏50克，豆腐200克。

做法：加水500毫升，煮1小時，用少許食鹽調味，飲湯，隨意吃豆腐。

服法：每日1次，10日為1個療程。

功效：治鼻血。

4.豬膚紅棗羹

配方：鮮豬皮500克，紅棗250克，冰糖適量。

做法：豬皮加水適量，燉成稠黏羹湯，紅棗用慢火煮透，以表面無皺紋為度，然後放入豬皮湯中加冰糖調食。

服法：每日1次，半年為1個療程。

功效：

治血、衄血、紫癜。

5.塘虱黑豆湯

配方：塘虱魚1條（約500克左右），黑豆20克，韭菜適量。

做法：將塘虱魚洗淨切碎，與黑豆燉至熟透，然後加入調料、韭菜等煮熟。

服法：佐餐，飲湯食肉、豆、菜。

功效：治鼻血。

6.蘑菇豬鼻湯

配方：蘑菇50克，豬鼻肉15克。

做法：將豬鼻肉切碎，同蘑菇一起煮熟，入調料。

服法：佐餐，飲湯食料。

功效：治鼻血。

7.藕節粳米粥

配方：藕節10克，粳米50克，蜂蜜適量。

做法：共煮為粥，調入蜂蜜。

服法：作早餐。

功效：治鼻血。

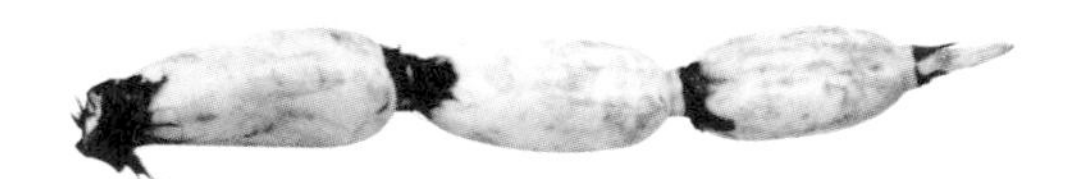

8.木耳粥

配方：黑木耳30克，粳米100克，大棗3～5枚，冰糖適量。

做法：粳米、大棗煮粥，煮沸後加入木耳、冰糖適量，同煮成粥。

服法：作晚餐或點心食。

功效：治鼻血。

9.四汁飲

配方：鮮藕1000克，鮮梨500克，生荸薺500克，生甘蔗500克，鮮生地500克。

做法：共榨汁。

服法：每次服一小杯，每日3～4次。

功效：治鼻出血。

10.韭菜根雞蛋

配方：韭菜根120克，白糖30克，雞蛋1顆。

做法：三味同煎至蛋熟，去渣及蛋殼，調入白糖服。

服法：每日1次。

功效：治鼻血、齒血。

房事

由於此節氣為哮喘病的易發期，所以在此談一談哮喘病人的房事養生知識。

哮喘，是一種令人煩惱、反覆發作、但容易緩解的疾病，常因吸入或食入過敏性物質、特殊氣味、冷空氣、煙霧、運動、性活動、情緒緊張、呼吸道感染而誘發。許多哮喘病人在治療哮喘用藥時又給性功能帶來影響，哮喘發作時或發作後也會妨礙性生活的正常進行。有些人由於對哮喘發作的畏懼，有病的一方常感到內疚，無病的一方則對過去滿意的性活動被中斷而不滿，於是雙方盡量回避性活動，久而久之就進一步加重了性功能障礙。

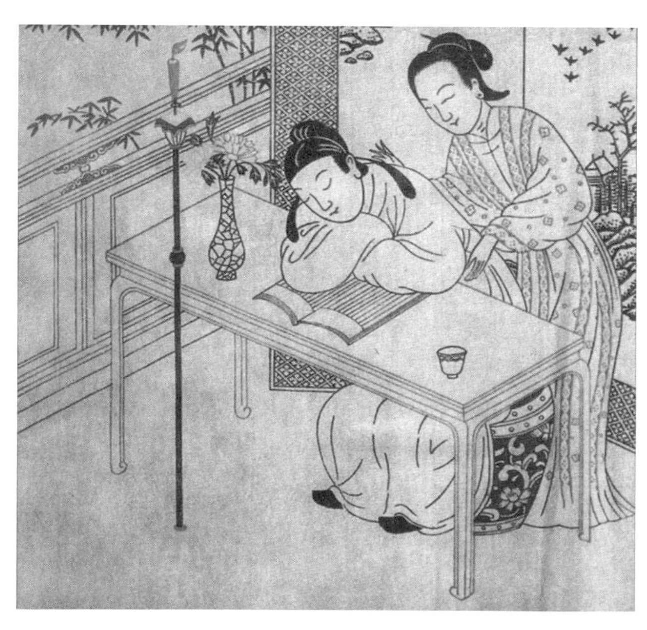

哮喘患者往往有強烈的被動性和依賴性人格，所以性活動時，性伴侶要採取主動態度激發其性興奮，指導其性活動。如果因運動而引起的哮喘發作，在性活動前吸入止喘藥或吸氧，這對阻止哮喘發作有益。如為過敏性哮喘，則需要改變生活習慣，或移居他地，或限制過敏物的使用，調整使用對性功能有影響的止喘藥物。更重要的是進行必要的性科學知識學

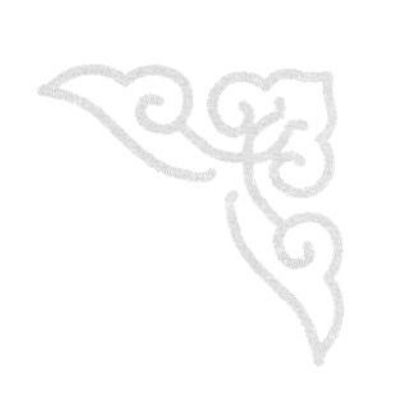

習，克服畏懼心理，夫妻雙方都應明白性活動對哮喘無害，從而增加自信心。在性交活動中則宜採取省力的體位相互配合。

不過性生活也不單是指性交行為，夫妻雙方可採用其他的性方式，如愛撫、擁抱等，只要不引起患者的過分激動，能達到增進情感的目的，便會對身心健康有益處。

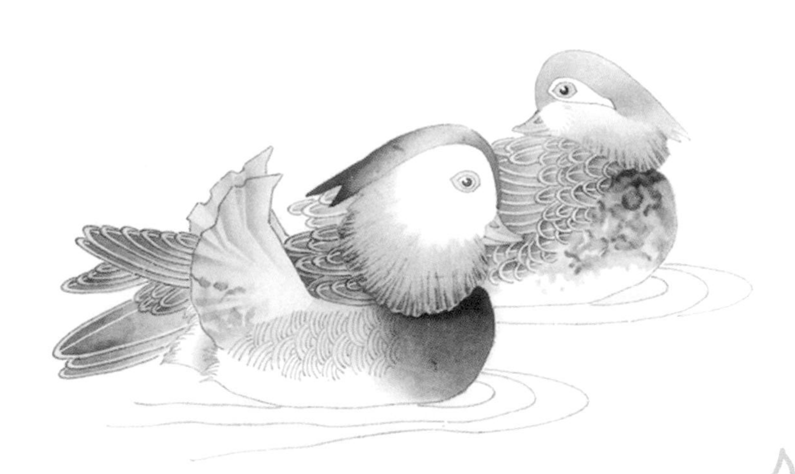

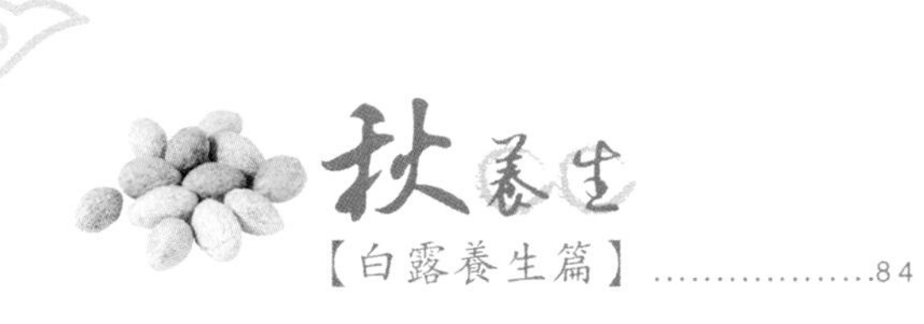
秋養生

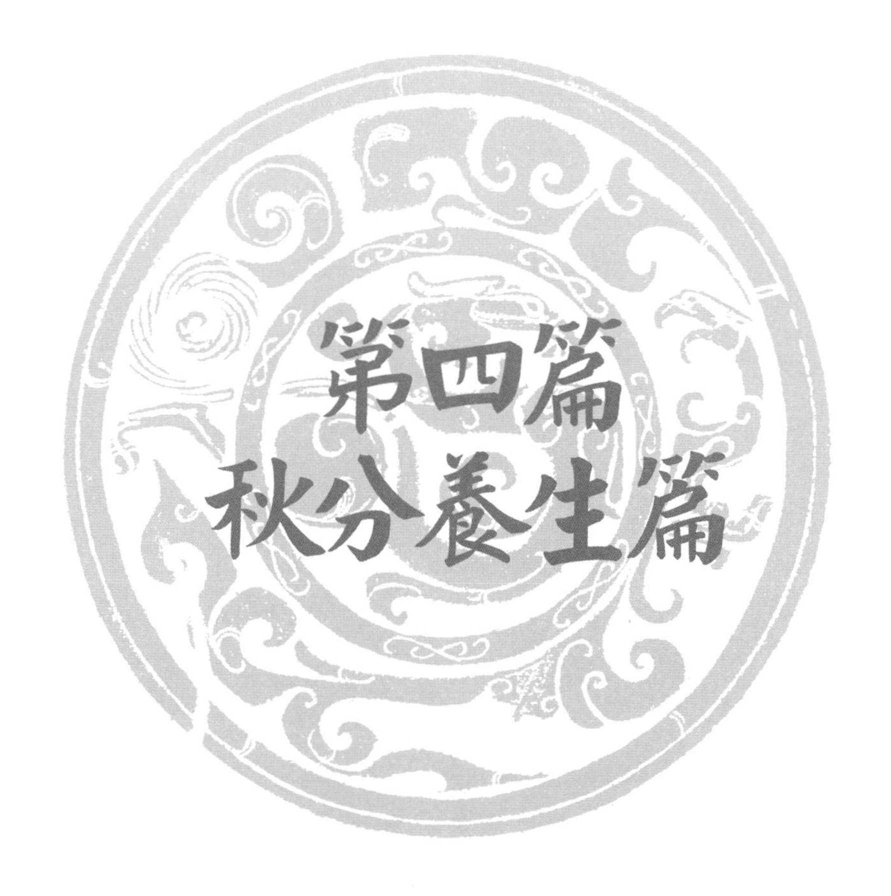

第四篇 秋分養生篇

【節氣諺語】

一場秋雨一場寒；十場秋雨好穿棉。

秋分天氣白雲多，到處歡歌好晚禾，
最怕此時雷電閃，冬來米價貴如何。

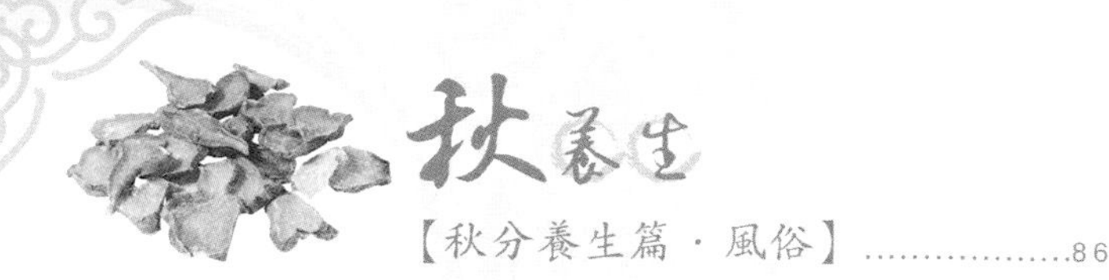

風俗

秋分時斗指己，太陽黃經為180度，時值西曆的9月23日前後。此時南北兩半球晝夜均分，秋分剛好是秋季九十天的中分點，所以稱之為秋分。正如春分一樣，陽光幾乎直射赤道，晝夜時間的長短再次相等，可以說秋分是一個相當特殊的日子。從這一天起，陽光直射的位置繼續由赤道向南半球推移，北半球開始晝短夜長。在天文學上，則把秋分作為夏季的結束和秋季的開始，確切地說，北半球的秋天是從秋分開始的。

秋分以後，日降水量也不是很大，暴雨和大雨的機會非常小，但降水的次數卻增多起來。正是「一場秋雨一場寒，十場秋雨好穿棉。」此時，南、北方的田間耕作各有不同。在華北地區有農諺說：「白露早，寒露遲，秋分種麥正當時。」諺語中明確規定了該地區播種冬小麥的時間；而「秋分天氣白雲來，處處好歌好稻栽。」則反映出江南地區播種水稻的時間。此外，人民對秋分節氣的禁忌也總結成諺語，如：「秋分只怕雷電閃，多來米價貴如何。」

秋分三候為：「一候雷始收聲；二候蟄蟲坯戶；三候水始涸。」古人認為雷是因為陽氣盛而發聲，秋分後陰氣開始旺盛，所以不再打雷了。第二候中的「坯」字是細土的意思，就是說由於天氣變冷，蟄居的小蟲開始藏入穴中，並且用細土將洞口封起來以防寒氣侵入。「水始涸」是說此時降雨量開始減少，由於天氣乾燥，水氣蒸發快，所以湖泊與河流中的水量變少，一些沼澤及水窪處便處於乾涸之中。

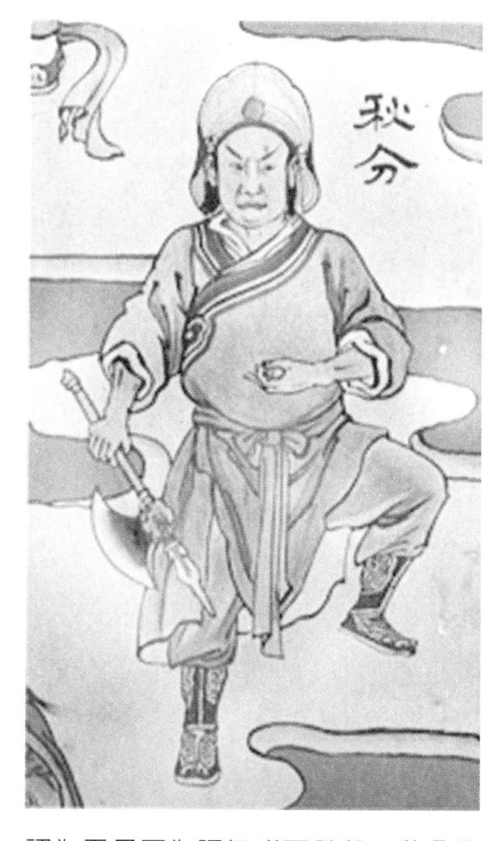

在民俗方面，中秋節是此時最熱

鬧、溫馨的節慶。農曆八月中秋節，魏晉以來，即流傳了「中秋賞月」的風俗。傳說元代統治階級殘酷地壓迫激起各族人民的反抗，為了相約反元，起事者便把起義的日期和暗號寫在紙上，包在糖月餅內，很快傳遍了大江南北，於是一場聲勢浩大的農民起義終於推翻了元王朝的統治。人們為了紀念起義成功，都在八月十五起義之日吃月餅。民諺有「月到中秋分外明」之說，暗喻明王朝的興起。

中秋佳節，闔家團圓賞月，故稱「人節」，與七月半「鬼節」相應。舊時鄉間有以瓦作塔，內置乾柴，入夜引火焚燒，叫「燒寶塔」。為助火勢，還撒以油、鹽，鄉民男女老少圍塔而坐觀塔賞月。是夜，婦女到菜地偷毛芋，在月下煮食，據說吃了會生孩子。婦女偷吃瓜菜，叫「摸青」，不算竊賊。還有在中秋節「拜月娘」的習俗，傳八月十五日為太陰娘娘（即月娘）誕辰日，故民衆會選在戶外放供品，一邊向月祭拜，一邊賞月吃月餅。

古時在秋分時節要進行秋社的祭祠活動。秋社同春社一樣是源自遠古時代的重大祭典。漢以後定為立秋後第五個戊日為秋社，如果立秋正好是戊日，則不記在內，所以算下來應該在立秋後四十多日為秋社，正處於白露或秋分節氣中。秋社與春社一樣祭社稷，不同的是收成後，除了農民自己立社祭祠外，朝庭和州縣也各有官差祭社於壇，由遠古一直到清朝，此官方體制都沒有改過。古時秋社日也是婦女回娘家的日子，家中父兄要以新葫蘆和棗相贈。

過去秋社還是請客的日子，與春社一樣擺社飯、社酒、社糕飲宴。社飯是在一碗飯上，平鋪上煮熟的豬羊肉、腰肚、肺及鴨肉等各種肉片，再佐以瓜薑。社糕則是用糖、麵粉等蒸出來的糕，上面插上五

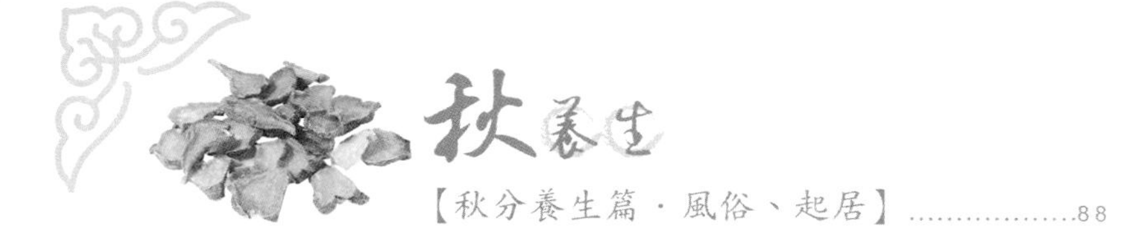

色的小旗，過去很多節慶都有這種糕點。秋社的社酒據說可以治聾，所以陸遊有「社酒家家醉」及「微聾自樂不須醫」的詩句。社日還有「社翁雨」說法，據說社公（土地公）、社母（土地婆）不飲舊水，所以社日一定要下雨，稱之為社雨或社翁雨。傳至今日，也有人選在中秋拜土地公，以「土地公金」綁在「土地公枴杖」上，豎於田間，祈求保佑之意。

起居

因為秋分節氣已經真正進入到秋季，作為晝夜時間相等的節氣，人們在養生中也應本著陰陽平衡的規律，使機體保持「陰平陽祕」的原則，按照《素問·至真要大論》所說：「謹察陰陽之所在，以平為期。」陰陽所在不可出現偏頗。

精神調養最主要的是培養樂觀情緒，保持神志安寧，避肅殺之氣，以收斂神氣，適應秋天平容之氣。

從秋分節氣開始，人們的秋燥症狀一般屬於涼燥。秋分以前有暑熱的餘氣，故多見於溫燥；中秋之後，秋風漸緊，寒涼漸重，所以多出現涼燥。當然，秋燥溫與涼的變化，還與人的體質和機體反應有關。溫燥咳嗽是燥而偏熱的類型，常見症狀有乾咳無痰，或者有少量黏痰不易咯出，甚至可見痰中帶血，兼有咽喉腫痛、皮膚和口鼻乾燥、口渴心煩、舌邊尖紅、苔薄黃而乾，初發病時，還可有發熱和輕微怕冷的感覺。涼燥咳嗽是燥而偏寒的類型，病發時怕冷、發熱很輕、頭痛鼻塞、咽喉發癢或乾痛、咳嗽、咯痰不爽、口乾唇燥、舌苔薄白而乾。這類病症雖不是大病，但如不及時治療，病邪便會深入，病症會加重，少數人還會發生其他病變，出現高熱、抽風、出血等嚴重現象，所以應及早治療和預防。

人患此症，是由於體弱，不勝涼勁肅殺之秋氣的侵侮所致。要防止秋燥症，就得增強體力，提高抗病的能力，適應氣候變化，堅持身體鍛鍊。秋季身體鍛鍊，重在益肺潤燥，如練吐納功、叩齒咽津潤燥功。調節飲食應以清潤、溫潤為主。事實證明，多食芝麻、核桃、糯米、蜂蜜、乳品、雪梨、甘蔗等食物，可以起到滋陰潤肺養血的作用。由於氣候乾燥，故應盡量少吃辛辣之品，遵守「少辛增酸」的原則，如蔥、蒜、薑、茴香、辣椒等要少吃，而柑橘、山楂、蘋果、梨、葡萄等新鮮瓜果蔬菜可多吃。要

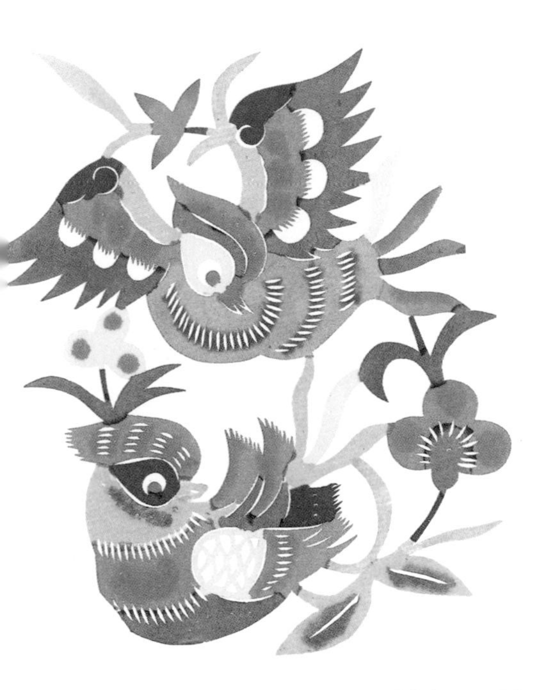

多喝開水、淡茶、豆漿、乳製品、果汁飲料等，這樣可起到益胃、生津的功效。老年胃弱的人，可採用晨起食粥法，如選食百合蓮子粥、銀耳冰糖糯米粥、杏仁川貝糯米粥、黑芝麻粥等，也可烹製杏仁豬肺湯、羅漢果燉豬肺、貝梨（貝母和雪梨）燉豬肺、蓮子百合燉豬肉、沙參燉肉等保健藥膳服食。

《紅樓夢》第四十五回，寫林黛玉每歲至春分、秋分之後，必犯嗽疾。這天她抱病在床，薛寶釵前往探視，談及「食穀者生」時說道：「昨兒我看你那藥方上，人參、肉桂覺得太多了。雖說益氣補神，也不宜太熱。依我看，先以平肝健胃為要，肝火一平，不能克土，胃氣無病，飲食就可以養人了。」這裡，薛寶釵引用的便是我國傳統養生中有關五行生克的原理，不過她的論述似乎還有些欠妥處。因為時值金秋，酉金獨旺，而木被金克而死，火此時被囚而不能克金，土因生金而休，相應人之五臟為此時肺旺，而肝臟、心臟和脾臟處於衰弱狀態中，自然就不存在肝木克胃土一說了。不過以平肝健胃來養肺的方法還是可取的，因為土可生金，人的消化系統強健則對肺會有所生助，但脾胃功能過盛卻對肝臟有所不利，所以藥方中在健胃的同時要考慮對肝有所扶助。

秋分以後，氣候漸涼，是胃病的多發與復發季節。傳統醫學認為，胃腸道對寒冷的刺激非常敏感，如果防護不當，不注意飲食和生活規律，就會引發胃腸道疾病而出現反酸、腹脹、腹瀉、腹痛等症，或使原來的胃病加重，所以患有慢性胃炎的人，此時要特別注意胃部的保暖，適時增添衣服、夜晚睡覺蓋好被褥，以防腹部著涼而引發胃痛或加重舊病。另外，胃病患者「秋凍」要適度，不要盲目地受凍而凍出病來。胃病患者的秋季飲食應以溫、軟、淡、素、鮮為宜，做到定時定量、少食多餐，使胃中經常有食物和胃酸進行中和，從而防止侵蝕胃黏膜和潰瘍面而加重病情。

胃病患者還要注意忌嘴，不吃過冷、過燙、過硬、過辣、過黏的食物，更忌暴飲暴食，戒菸禁酒。另外，服藥時應注意服用方法，最好飯後服用，以防刺激胃黏膜而導致病情惡化。

專家認為，胃病、十二指腸潰瘍等症的發生與發展，與人的情緒、心態密切相關。因此，要講究心理衛生，保持精神愉快和情緒穩定，避免緊張、焦慮、惱怒等不良情緒的刺激。同時，應注意勞逸結合，防止過度疲勞而殃及胃病的康復。腸胃病人要結合自己的體徵，加強適度的運動鍛鍊，提高機體抗病能力，減少疾病的復發，促進身心健康。

運動

一、秋分八月中坐功

《遵生八箋》中原文如下：「動主陽明五氣。時配足陽明胃燥金。坐功：每日丑、寅時盤足而坐，兩手掩耳，左右反側各三五度，叩齒，吐納，咽液。治病：風溼積滯，脅肋腰股，腹大水腫，膝臏腫痛，膺乳氣

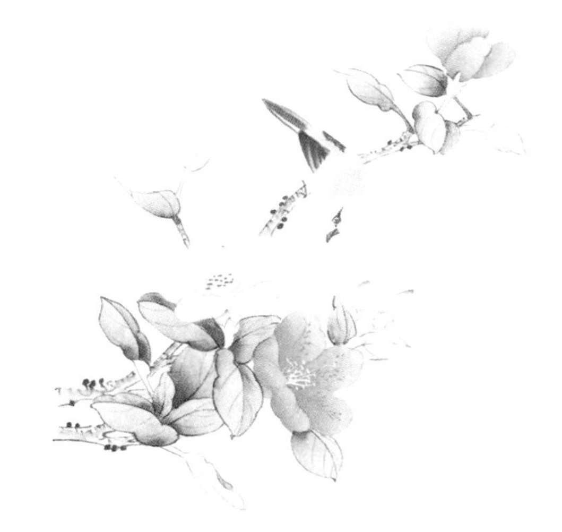

沖，伏兔外廉足跗諸痛，遺弱，矢氣，奔響，腹脹，髀不可轉，似結，似裂，消穀善飲，胃寒，喘滿。」

天文學上將秋分定為北半球秋季的開始。《春秋繁露》說：「秋分者，陰陽相關也，故晝夜均而寒暑平。」秋分與春分一樣，陽光幾乎直射赤道，晝夜幾乎等長。在我國，春分後陽光日照時間越來越長，白天在延長，夜晚在縮短，陽長陰消，生機趨向旺盛；秋分後陽光照射時間逐漸縮短，漸漸白天時間短，夜晚時間長，生機趨向衰減。本法以「秋分」命名，正是順應這一時令特點而制定的氣功鍛鍊方法，適宜於秋分時節鍛鍊，可於秋分時開始，練至寒露為止。《素問·氣交變大論》說：「歲金太過，燥氣流行，肝木受邪。民病兩脅下少腹痛，目赤痛眥瘍，耳無所

聞。肅殺而甚，則體重煩冤，胸痛引背，兩脅且痛引少腹，上應太白星。甚則喘咳逆氣，肩背痛，尻陰股膝髀足皆病，……病反暴痛，胸脅不可反側，咳逆甚而血溢。」其論雖是針對金運太過之年立論，但就一年四季而言，秋燥之偏盛，燥邪傷人也可表現為肺的病變及金氣太過而乘肝木的病變，文中所述本法主治病症即屬此類，如堅持採用本法鍛鍊，有較好的防治作用。

適應病症：風溼積滯、腰脅麻木、腹部積水、膝蓋腫痛、胸部氣漲、外翻足等，以及便祕、放屁、腹脹、雙腿麻木、兩臂痠麻、甲元口乾、胃寒氣短等。

具體方法：每日凌晨三至七點時，盤腿而坐，雙手捂住耳朵，左右方向扭身各三至五次，然後牙齒叩動三十六次，調息吐納，津液咽入丹田九次。

二、腰臂俯仰功

適應病症：調和五臟及腰背疼痛。

具體方法：雙腿跪在硬板床上，兩手伸展向前俯身撐按。左肘微屈以左肘支撐左側身體，左肋左側腰胯向左下側轉動，側靠在床板上，意念想氣從腰胯背處散開。再右手肘微曲，以右肘支撐右側身體，右肋右側腰胯向右下側轉動，右側靠在床板上，意念想氣從腰胯背處散開。一左一右為一遍，共做6遍。然後仍跪在床板上，兩手高舉過頭頂，頭與手一齊向後仰，此時可有冷氣從脊背出來的感覺，向後仰12次。腰為腎之府，運動腰部有益於增補腎氣，去淤滯，行氣利於培養元氣，疏通足少陰腎經和督脈，使正氣充盈，氣機暢通。

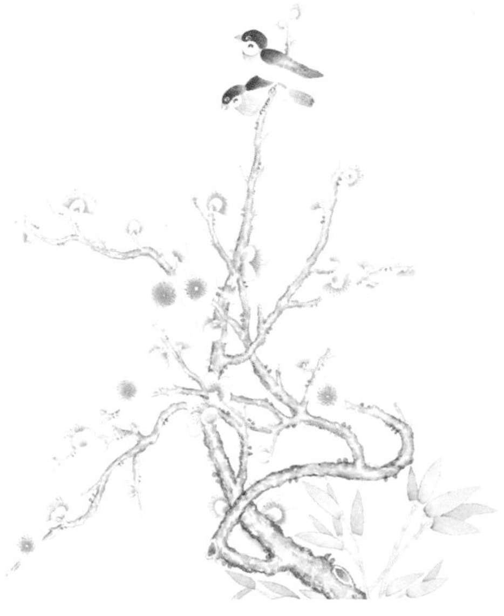

三、運耳按頭功

適應病症：頭髮早白。

具體方法：端坐於椅子上，兩腳分開與肩同寬，大腿與小腿呈90度角，軀幹伸直，全身放鬆，下頜向內

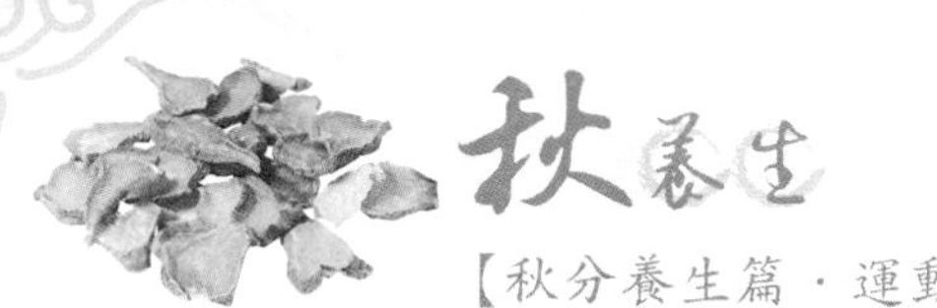

微收。面向東方正坐，全身放鬆，女性將頭髮散開，兩眼輕輕閉起來，意念想後腰腎命門穴，排除雜念，兩手握拳，大指在內，兩拳握緊，掌心向上，深吸一口氣，閉住，使清氣充盈體內，到閉不住時，分3次由口呼出，呼氣時發「噓」字音，以引出體內邪濁之氣。然後左手抬過頭頂，揪住右耳尖，向上提拉12次，右手抬過頭頂，揪住左耳尖，向上提拉12次，用手指肚由前頭頂向後，向兩側做梳頭動作36次，然後靜坐自然呼吸5分鐘收功。

【編按：命門穴位在後腰第二腰椎棘突下方處。】

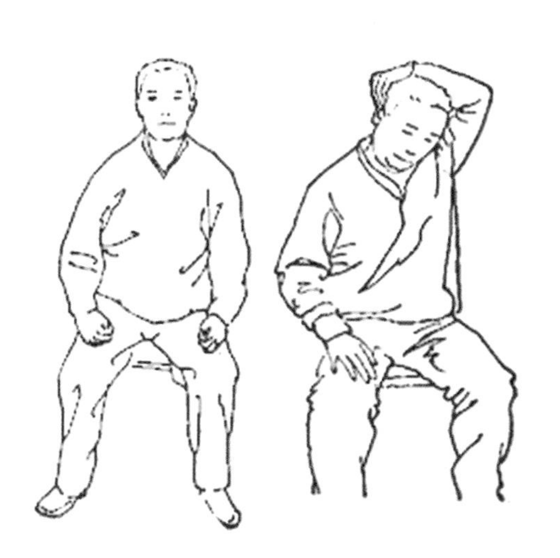

四、低頭觸地功

適應病症：使頭髮烏黑不白、柔軟滑潤，頭髮葆春。

具體方法：平坐於硬板床上，兩腿伸平，身體正直，全身放鬆，兩手按住同側膝蓋，身體前俯，使頭盡量靠近小腿。每次俯身時間盡可能保持長些。經過一段時間鍛鍊，向前俯身頭能不費力的挨住小腿後，可將兩腳展開約33釐米遠，兩手按住小腿，向前俯身時使頭接觸床面。

五、梳頭點穴功

適應病症：脫髮。

具體方法：自然站立，雙腳分開與肩同寬，雙臂自然下垂，掌心朝內側，中指指尖緊貼風市穴，拔頂，舌抵上顎，提肛，淨除心中雜念。兩眼平視，鬆肩垂肘，兩臂左右展開，向前上劃弧，至胸前兩掌相合，兩手內勞宮穴相貼，勿用力，意念兩掌掌心5分鐘。兩手梳頭108次，梳到頭皮有輕微疼痛為好，然後用兩手食指點按百會穴36下。兩手搓風池一上一下為一次，搓36次。

【編按：百會穴位於頭頂正中央。】

飲食

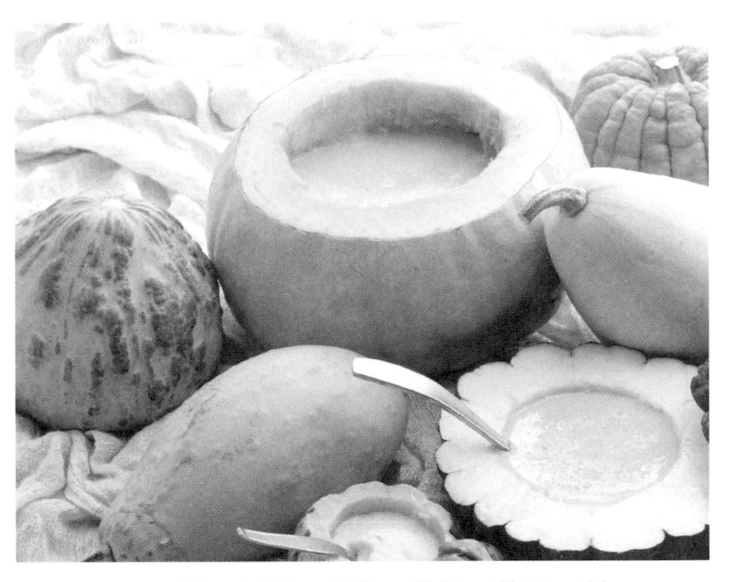

在飲食調養上，中醫也是從陰陽平衡方面作為出發點，將飲食分為宜與忌。有利於陰平陽祕則為宜，反之為忌。不同的人有其不同的宜忌，如對於那些陰氣不足，而陽氣有餘的老年人，則應忌食大熱峻補之品；對發育中的兒童，如無特殊原因也不宜過分進補；對痰溼質人應忌食油膩；木火質人應忌食辛辣；對患有皮膚病、哮喘的人應忌食蝦、蟹等海產品；對胃寒的人應忌食生冷食物等。不論是哪種人，其實質都應防止實者更實、虛者更虛而導致陰陽失調。

古代醫家在長期的生活實踐中把食物的性能歸納為三大類，即寒涼類、平性類、溫熱類。其中以常見的三百多種食物統計數字來看，平性食物居多，溫熱性次之，寒涼性更次之。

就其作用而言，寒涼性食物多有滋陰、清熱、瀉火、涼血、解毒作用，這類食物包括有西瓜、甜瓜、香蕉、甘蔗、芒果、枇杷、蘋果、梨、柿子、荸薺、菱角、桑葚、番茄、黃瓜、苦瓜、冬瓜、白蘿蔔、絲瓜、蓮藕、茭白、竹筍、慈姑、蕨菜、馬齒莧、芹菜、淡豆豉、海藻、海帶、螃蟹等等。

溫熱性食物多有溫經、助陽、活血、通絡、散寒等作用，其中辣椒、花椒、芥子、鱒魚等為熱性食物，櫻桃、荔枝、龍眼、杏、石榴、栗子、大棗、胡桃仁、大蒜、木瓜、生蔥、薑、韭菜、小茴香、鱔魚、鰱魚、淡菜、蝦、海參、雞肉、羊肉、鹿肉、火腿、鵝蛋等為溫性食物。

平性食物有李子、無花果、葡

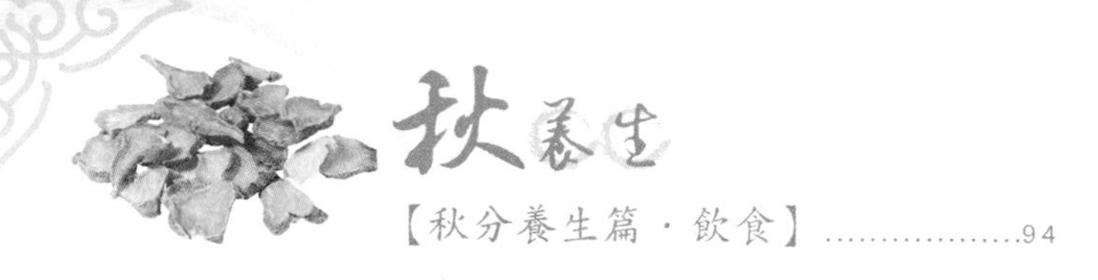

萄、白果、百合、蓮子、花生、榛果、黑芝麻、黑白木耳、黃花菜、洋蔥、土豆、黑豆、赤豆、黃豆、扁豆、豇豆、圓白菜、芋頭、胡蘿蔔、白菜、香椿、青蒿、大頭菜、海蜇、黃魚、鯉魚、豬肉、豬蹄、牛肉、甲魚、鵝肉、鵪鶉、雞蛋、鵪鶉蛋、鴿蛋、蜂蜜、牛奶等等。

我們在平日的飲食搭配上應根據食物的性質和作用合理調配，做到因時、因地、因人、因病之不同的辨證用膳，這也是避免機體早衰，保證機體正氣旺盛的重要條件之一。

古代大詩人陸游曾作詩曰：「世上個個學長年，不悟長年在目前。我得宛丘平易清。只將食粥致神仙。」

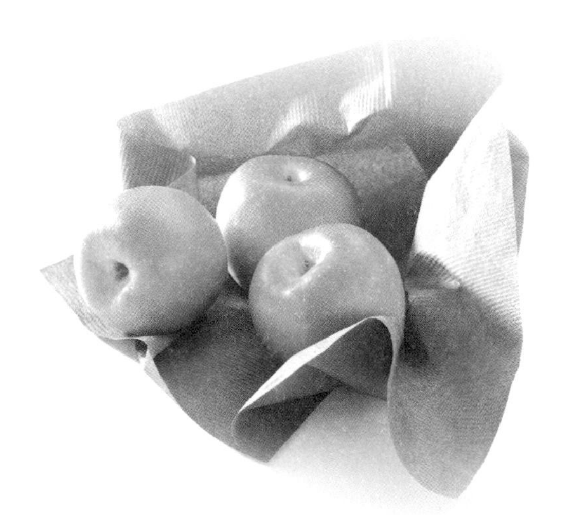

粥能和胃補脾，潤養肺燥，若能食用藥粥更有奇妙之處。通常秋燥熱不減，可以煮梨粥、菊花粥、芝麻粥、栗子粥。值得一提的是，金秋板栗香，香甜可口又營養。栗子煮稀飯，健胃健脾，補腎強骨。俗話說：「腰痠腿軟缺腎氣，栗子稀飯賽補劑。」此時秋季的水果已全部成熟，梨、柿子、蘋果都是具有預防秋燥的水果，應適當地食用。可是秋日的柿子，要注意不要餓著肚子吃，以飯後吃為最好，因為柿子裡含有大量的柿膠酚、單寧和膠質，遇酸會凝聚成硬塊。清代名醫王孟英推薦：「鮮柿甘寒，養肺胃之陰，宜於火燥津枯之體。」秋天，飯後吃上一兩顆，潤肺、清火、止燥咳、通便祕，對保健是有益的。

百合也是秋季適宜食用的蔬菜。百合屬草本植物，夏季開花，秋季採挖，可供食用，也可藥用，秋季氣候容易傷肺葉，易致皮膚乾裂、口乾舌燥、咳嗽少痰等病症，而百合味甘微苦，性平，潤肺止咳、清心安神，正可緩解以上症狀。不過因百合性偏涼，胃腸功能差者應少吃。此時百草漸摧，唯有菊花正爭妍鬥豔。其實菊花是對養生保健很有益處的一種花卉，據不完全統計，各地菊花的品種有三千之多，除供觀賞外，還能入藥和食用，菊花製酒，清涼甜美，強身益壽，陶淵明說：「酒能去百病，菊能解制頹。」菊花可涼拌炒食，也可製糕、粥、泡茶或以菊花作枕。菊花有清肝明目、降壓去火、強體延年之功效，所以古人認為常食菊花可長生不死。不過低血壓患者少食為妙。

一、食療方

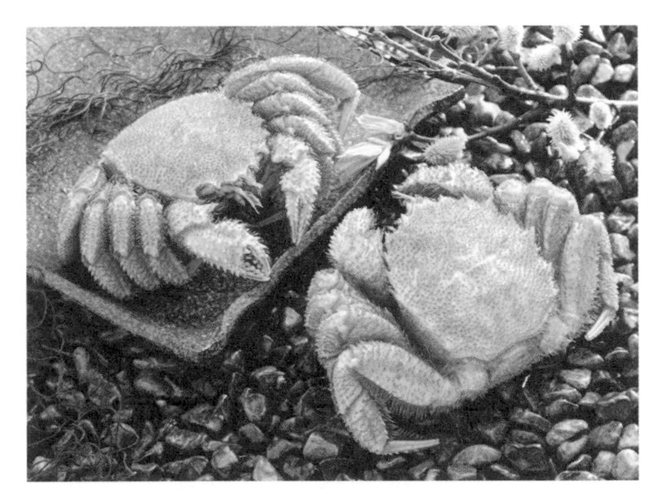

1.油醬毛蟹

配方：河蟹500克（海蟹亦可），薑、蔥、醋、醬油、白糖、乾麵粉、味精、黃酒、太白粉、食油各適量。

做法：將蟹清洗乾淨，斬去尖爪，蟹肚朝上齊正中斬成兩半，挖去蟹鰓，蟹肚被斬剖處抹上乾麵粉。將鍋燒熱，放油滑鍋燒至五成熟，將蟹（抹麵粉的一面朝下）入鍋煎炸，待蟹呈黃色後，翻身再炸，使蟹四面受熱均勻，至蟹殼發紅時，加入蔥薑末、黃酒、醋、醬油、白糖、清水，燒八分鐘左右至蟹肉全部熟透後，收濃湯汁，入味精，再用和水太白粉勾芡，淋上少量油出鍋即可。

功效：益陰補髓，清熱散瘀。

2. 海米熗竹筍

配方：竹筍400克，海米25克，料酒、鹽、味精、高湯、植物油各適量。

做法：竹筍洗淨，用刀背拍鬆，切成4釐米長段，再切成一字條，放入沸水鍋中焯去澀味，撈出過涼水。將油入鍋燒至四成熱，投入竹筍稍炸，撈出瀝乾油。鍋內留少量底油，把竹筍、高湯、鹽略燒，入味後出鍋，再將炒鍋放油，燒至五成熱，下海米烹入料酒，高湯少許，加味精，將竹筍倒入鍋中翻炒均勻裝盤即可。

功效：清熱消痰，祛風托毒。

3.甘蔗粥

配方：甘蔗汁800毫升，高粱米200克。

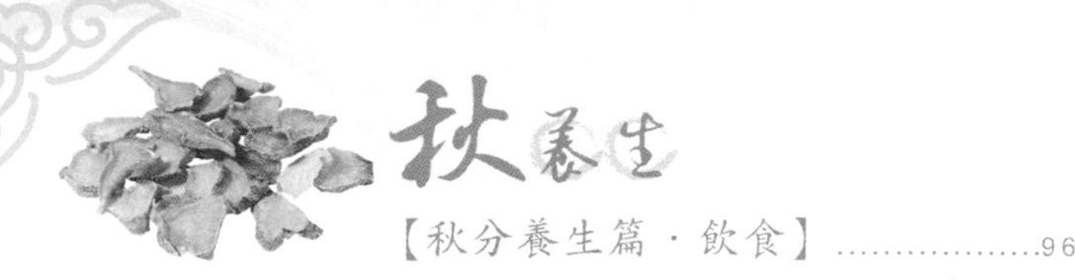

做法：甘蔗洗淨榨汁，高粱米淘洗乾淨，將甘蔗汁與高粱米通入鍋中，再加入適量的清水，煮成薄粥即可。

功效：補脾消食，清熱生津。

4.板栗燒仔雞

配方：仔母雞一隻（約重1000克），板栗200克，芝麻油250克（約耗75克），豬油、雞湯、味精、白糖、和水太白粉、硝水、醬油、精鹽、蒜白各適量。

做法：仔母雞宰殺去毛，去掉內臟、頭、爪，洗淨，切下頸項。將雞劈成兩半，把胸翅部位切成六塊，其他部位切成2.4釐米見方的塊，雞腿砍成兩節，雞頸切成3釐米長的段，雞肝切成四塊，剖小方格花紋。用刀將板栗的殼面砍成一字形，放入沸水鍋中，在旺火上煮5分鐘，取出脫殼，剝去內皮。炒鍋置旺火上，下芝麻油，燒至七成熱，放入雞塊炸5分鐘後，用漏勺撈出，去盡鍋中餘油，加雞湯、板栗、醬油、精鹽、白糖、雞肝，用旺火燒10分鐘，至肉塊鬆爽、板栗粉糯時，再加豬油、味精、蒜白，用和水太白粉調稀勾芡，起鍋盛盤即成。

功效：補腎去寒，潤肺除燥。

5.炸蟹丸子

配方：蟹肉300克，雞蛋l個，麵粉50克，蔥、薑末25克，肥肉膘100克，精鹽1克，味精1克，料酒5克，芝麻油5克，花生油1000克（約耗油120克），花椒鹽少許。

做法：肥肉剁成粗泥，蟹肉改刀盛入碗內，加上蔥薑末、精鹽、味精、料酒、芝麻油，打入雞蛋，倒上麵粉拌勻，然後擠成直徑為1釐米的丸子。鍋內加上花生油1000克，燒至5～6成熱時，盛入盤內。吃時帶花椒鹽。

功效：此方可增強體質，預防秋燥。

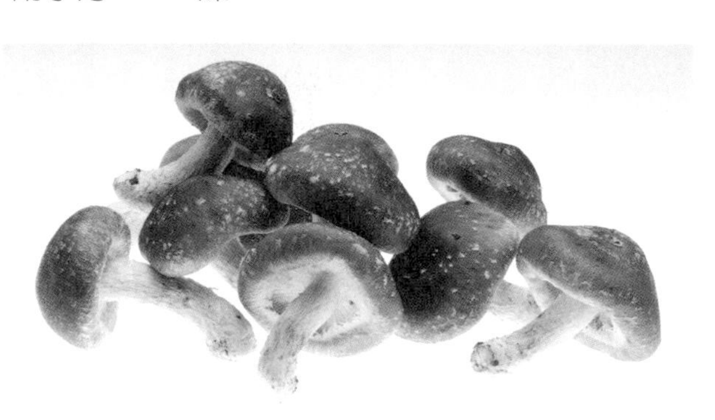

6.香菇板栗

配方：浸水漲發香菇150克，板栗200克，鮮湯150克，大豆沙拉油

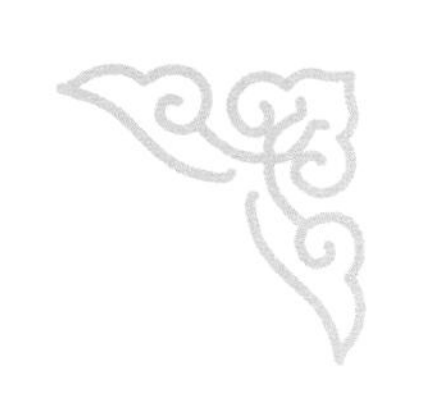

40克，醬油30克，味精、蔥、薑、白糖、太白粉少許。

做法：先將香菇切片，板栗用刀砍一下，刀入栗肉3/5，皮殼要相連，放入清水鍋內燒開約1分鐘，栗殼裂開時，趁熱剝去外殼和內皮，栗肉用刀切成厚片。鍋燒熱放入油，將香菇、板栗片同時下鍋煸炒，隨即加入醬油、糖、薑末、鮮湯燒開後，改成小火燜3分鐘，再改用旺火，加味精，用和水太白粉勾芡，翻炒幾下，淋入香油，即可裝盤。

功效：此方益智補腎，可提高機體免疫能力。

7. 全福豆腐

配方：豆腐2塊，鮮蘑菇50克，青菜心10棵，香菇30克，植物油50克，醬油20克，白糖3克，精鹽1克，和水太白粉10克。

做法：香菇入沸水中泡軟，去蒂。青菜留菜心，修去葉根，燙至碧綠，涼水沖涼。炒鍋上火，燒熱，用油少許滑鍋，舀入植物油燒熱，每塊豆腐用刀切5片，入鍋煎至兩面金黃，添醬油、白糖、精鹽、清水一碗，放入香菇、鮮蘑菇、菜心，燜燒至湯汁濃稠，離火。取大圓盤一個，用筷子將菜心裝入盤中鋪底（根向外），豆腐放在菜心上，再將香菇擺豆腐上，最後擺上鮮蘑菇，成綠、黃、黑、黃四層。炒鍋繼續上火，將湯汁用和水太白粉勾上芡，澆在全福豆腐上即成。

功效：此方可預防因營養不良所致的秋季各種疾病。

8. 白汁五柳魚

配方：白鰱魚1條（500克左右，活鮮魚最佳），胡蘿蔔、黃瓜、蔥各50克，薑、蒜、精鹽、味精、胡椒粉、和水太白粉各適量。

做法：把魚收拾乾淨，胡蘿蔔、黃瓜、蔥都切成3釐米長的細絲，薑、蒜適當切絲，用精鹽、味精、胡椒粉與和水太白粉兌汁待用。鍋中放適量水，燒開，魚下鍋煮熟，撈出放盤中，魚湯待用。鍋燒熱，放適量油，把蔥、薑、蒜下鍋稍炒，再把胡蘿蔔、黃瓜入鍋，烹入兌好的汁，炒熟，澆在魚上即可。

功效：此方可治療秋燥，健脾益胃。

9. 桂花燉鴨

配方：光鴨1隻（約重1000克以上），桂花糖50克，料酒、精鹽各適量。

做法：光鴨內外用鹽擦勻。將料酒、桂花糖放入大碗內調勻，把碗置於沙鍋內，碗外注清水過半，上擱一井字形竹架，將鴨的破腹處覆於井口上，防止弄翻碗中佐料。沙鍋置旺火上煮1小時，改用小火燉30分鐘，蒸至香味撲鼻為止。開鍋，取掉大碗，放鴨於鍋中（鍋中存水很少），將碗中餘汁澆於鴨面上即成。

功效：此方可滋補陰氣，預防秋燥。

10. **鮮蓮子雞丁**

配方：雞胸肉250克，鮮蓮子100克，浸水漲發香菇15克，玉蘭片15克，熟火腿10克，1個雞蛋的蛋清，清湯100克，料酒10克，精鹽、味精、和水太白粉各適量，雞油10克，熟豬油100克。

做法：將雞胸肉去筋切丁，用蛋清與和水太白粉汆好。把香菇、玉蘭片、火腿切成小菱形塊。將鮮蓮子汆一下，涼後去皮去心，再用開水汆一下，瀝去水分待用。將雞丁用熱油滑至七成熟，瀝去油，再放入配方及味精、料酒、鹽少許，用和水太白粉勾芡，淋上雞油10克，出勺時加入鮮蓮子，翻炒兩下即可。

功效：此方可健脾益胃，提高機體免疫力。

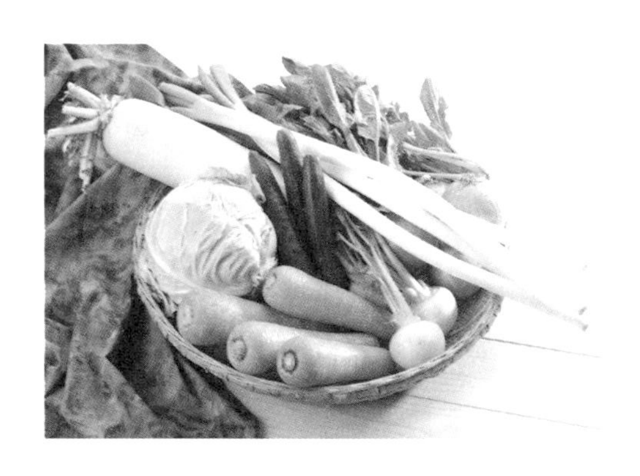

11. **八寶全鴨**

配方：填鴨一隻（約重2000克），圓糯米150克，香菇15克，核桃仁10克，龍眼肉10克，蓮子15克，筍15克，熟火腿30克，蝦仁30克，精鹽4克，味精、料酒各適量，蔥段20克，鮮薑8克。

做法：填鴨開膛、除去內臟、洗淨。放入熱水鍋中翻汆一下，撈出後用冷水洗淨。糯米淘洗乾淨，蓮子泡軟，去皮和心，分成兩半，香菇、筍、火腿切丁。取一個大碗，放入糯米、香菇、核桃仁、龍眼肉、蓮子、筍、火腿丁，加水上籠蒸熟，製成八寶糯米飯。用一鋁鍋（或大炒鍋），放入半鍋水，上火燒開，將洗淨的

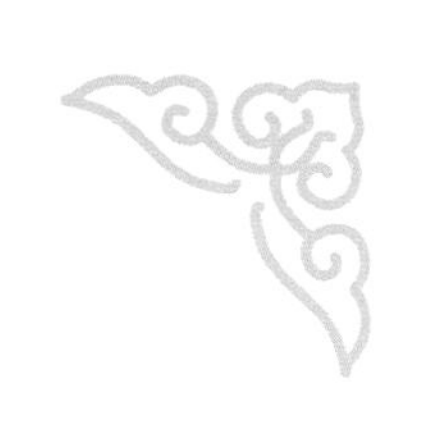

鴨子下鍋，加蔥段、薑片。鍋再度開時，移至微火上烤，鴨子煮至九成熟時撈出。將煮鴨原湯內的調料撈出，撇去油，過籮備用。待鴨涼後，從脊背處將骨退出（折骨時要注意保持胸面整齊），胸朝下放在一個大碗內，碎鴨肉放在上邊。最後將八寶江米飯攤在上邊，上籠用旺火蒸透，置於盤內。把大炒勺放在旺火上，倒入煮鴨的原湯，加料酒、精鹽、味精，燒開後，澆在鴨身上即可。

功效：此方可健脾益胃，提高機體免疫力。

12. **清蒸鰣魚**

配方：鰣魚1條（約重600克），香菇10克，玉蘭片25克，番茄50克，油菜心50克，精鹽、味精、料酒適量，蔥15克，薑5克，雞油25克（分兩次用），植物油50克（實耗25克）。

做法：鰣魚去內臟及鰓（不要去鱗），洗淨。香菇用開水泡發洗淨，除去根蒂。玉蘭片切成薄片。番茄用開水燙過，撕去皮，切斜塊，洗去籽。油菜心洗淨，用開水燙一下。蔥切斜塊，薑去皮切片，精鹽、料酒、味精和10克雞油放入一個碗內調勻。將炒勺放在旺火上，倒入植物油，燒至七成熱時，將魚下勺炸一下後速撈出，除去腥味。隨即放在一個魚盤內，放入香菇、玉蘭片，將調好的調料倒在魚身上，加入蔥塊、薑片，然後上籠用旺火蒸熟（15分鐘即熟，時間千萬不要長，否則，魚肉變成灰色，吃著就不鮮了）。出籠後，揀去蔥、薑，把蒸魚的汁提在勺內，將魚移到另一魚盤內，再把炒勺放在旺火上，加料酒、味精和15克雞油，放入番茄、油菜心，煮沸後澆在魚身上即成。吃時，用筷子將魚鱗向魚的兩頭一撥即可。

功效：此方可健脾益胃，提高機體免疫力。

13. **蘑菇燴兔絲**

配方：兔肉300克，蘑菇絲80克，冬菇絲80克，1個雞蛋的蛋清，味精、精鹽、白糖、肉湯、和水太白粉、料酒、胡椒粉、麻油、蔥絲、熟豬油、油各適量。

做法：兔肉洗淨切成絲，盛入碗內，加蛋清、太白粉、料酒、醬油拌勻。燒熱油鍋放入油，油熱至五成時，將兔絲下鍋散炸至熟，撈出瀝乾油。原鍋內投入蘑菇、冬菇、薑，煸透後烹入料酒，加入肉湯、味精、鹽、醬油、白糖、胡椒粉、麻油、兔肉，待燒滾後，用和水太白粉勾稀芡，加入少許豬油推勻，撒上蔥絲盛入盤內即可。

功效：此方可健脾益胃，提高機體免疫力。

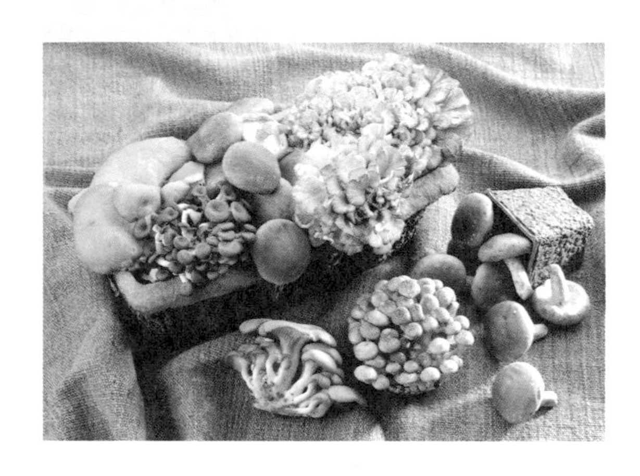

藥方

一、感冒咳嗽驗方

1. 白蘿蔔汁

做法：將白蘿蔔500克，搗碎取汁，加入冰糖少許，燉後放置溫熱服用，每日兩次，每次60毫升。

功效：可治療咳嗽。

2. 蘿蔔梨貝飲

做法：白蘿蔔500克、梨1個切成薄片，加入冰糖、川貝少許，煮水喝。

功效：可預防治療咳嗽、痰多。

二、小兒感冒驗方

此節氣中人們易患感冒、咳嗽等病症，尤其是小孩，由於身體虛弱，更是應當做好預防，並且由於很多感冒藥有副作用，所以小兒用藥應當謹慎，在此專為小兒感冒、咳嗽準備了一些驗方。

1. 小兒感冒方

配方：銀花6克，連翹6克，乾菊花6克，冬桑葉6克，杏仁6克，前胡6克，炒牛蒡子6克，元參6克，大青葉9克，薄荷4.5克，桔梗3克，甘草3克（1～3歲量）。

功效：辛涼解表，宣通肺氣。

主治：感冒。症見發熱微汗、鼻塞流涕、咽紅咳嗽、舌苔薄黃、脈浮數等風熱表現者。

加減：感冒身熱不退加柴胡4克，葛根9克；見身熱無汗、惡寒、鼻流清涕之風寒感冒，去銀花、連翹、元參，加荊芥、防風各4克，紫蘇、淡豆豉各6克。

2. 小兒感冒方二

配方：金銀花12克，赤芍12克，連翹6克，梔子6克，黃芩6克，牛蒡子6克，花粉6克，龍膽草6克，六一散6克，枳殼3克，青黛3克，薄荷4.5克，荊芥穗4.5克。

服法：每日1劑，兩煎，共煎成100毫升，分2～3次溫服，年長兒可1次頓服。

功效：疏風清熱解毒。

主治：小兒上呼吸道感染。

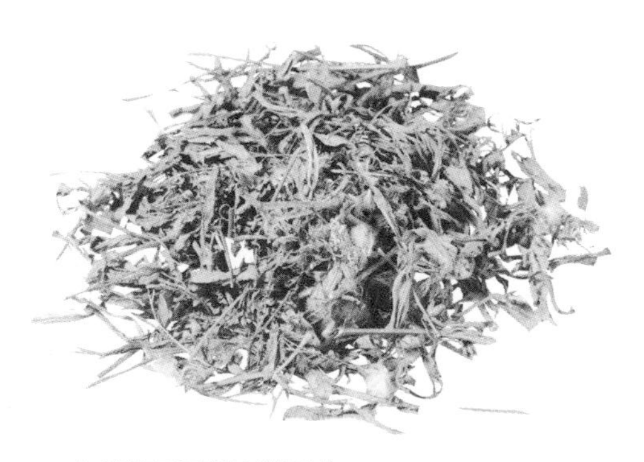

3. 小兒流行性感冒方

配方：柴胡12克，黃芩9克，太子參6克，半夏7克，炙甘草3克，生薑6克，大棗3枚（去核），板藍根15克。

服法：此為8歲兒童用量，水煎分3次服，3小時1次。不及6歲者減1/4～1/3量，超過10歲者增1/4～1/3量。第一劑飲完，繼用二劑，睡時停服。一般4劑體溫下降，恢復正常，得微汗而癒。

功效：清熱透表解毒，和解少陽。

主治：小兒流行性感冒，發熱咳嗽，身上少汗，脈搏浮數，高燒持續不退，注射抗生素、服解熱藥物無效者。

加減：臨床投與此方，遵照既往經驗，凡有氣喘現象加厚朴6～9克、射干6～9克、葶藶子9～12克；胸悶痰多加橘紅9～12克、茯苓9～12克、枇杷葉12～18克；咳較重加前胡6～9克、浙貝母6～12克、款冬花6～9克（包）、百部6～9克；大便乾結加全瓜蔞9～15克；咽喉痛加苦桔梗6～12克、錦燈籠9～12克。

4. 小兒流行性感冒方二

配方：淡豆豉25克，赤檉柳9克，荊芥穗9克，山梔皮9克，大青葉9克，板藍根18.8克，粉葛根9克，金銀花18.8克，青連翹18.8克，川貝母18.8克，白茅根18.8克，天花粉18.8克，潤元參18.8克，廣陳皮18.8克，條黃芩18.8克，冬桑葉12.5克，淨蟬衣12.5克，赤芍18.8克，羚羊角粉1.6克，犀角粉1.3克（或用水牛角粉12.5克代替）。

服法：糖顆粒散劑，每包1.8克重。1日總量，1歲1包，3歲2包，6歲4包。分2至4次服。

功效：散風清熱。

主治：流行性感冒、上呼吸道感染、急性咽炎、流行性腮腺炎、痲疹、風疹、幼兒急疹、蕁麻疹。

5. **小兒咳嗽驗方**

配方：茯苓15克，法半夏6克，陳皮6克，蘇子6克，黃芩6克，桑皮10克，杏仁6克。

功效：健脾燥溼，清肺化痰。

主治：小兒咳嗽。2歲以內嬰幼兒多見，多有宿痰、喉間漉漉有聲、摸之胸背有震手之感，常兼大便溏稀、舌質淡、苔薄白、脈滑或緩，病程遷延易復發，症屬脾溼肺熱型。

加減：痰多喉間痰鳴難出者，加海浮石、生蛤殼、生牡蠣各15克。

6. **小兒咳嗽驗方二**

配方：荊芥9克，前胡6克，黃芩10克，百部10克，板藍根9克，連翹10克，桑白皮10克，貝母10克，陳皮6克，半夏6克，甘草3克，知母9克，生大黃3克。

服法：開水煎湯，分多次服。

功效：疏風清熱，潤肺止咳。

主治：風熱咳嗽。症見咳嗽無痰或痰稠色黃、微熱、汗出、口渴咽乾、鼻塞流黃涕、大便祕結、小便短黃、舌質紅、苔微黃、脈浮數、指紋顯浮深紅。

7. **小兒咳嗽特效驗方**

配方：款冬花12克，地龍乾10克，前胡10克，甘草3克，百部5克，雲苓20克。

做法：開水煎湯，分多次服。

功效：潤肺止咳。

加減：風熱加蘇葉、杭菊、南豆花；肺熱加瀉白散、麻杏石甘湯；喘加銀杏10粒（炒）；偏寒加小青龍湯、二陳湯；肺燥加沙參、百合、瓜子仁；脾虛加四君子湯、參苓白朮散、蓮子肉、大棗、芡實；挾溼加四苓散（胃苓湯）；暑溼加青蒿、滑石、甘草、香薷。

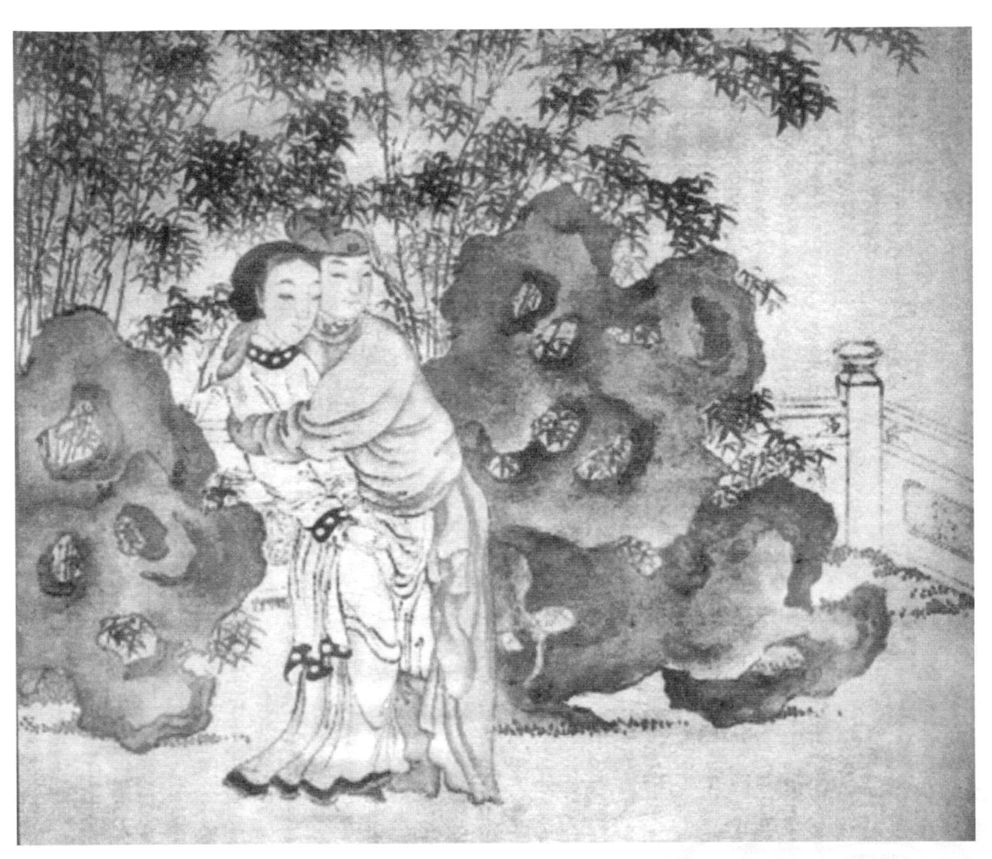

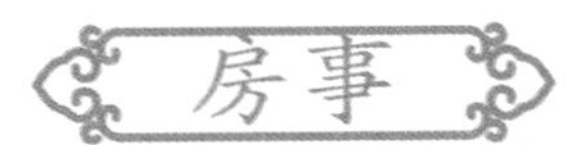

房事

古人認為，合理的房事可以使人體陰陽得到調整。在房事養生方面，有不少經驗和總結。

如《素問．上古天真論》即明確地告誡世人，若醉酒濫行房事，可使精氣衰竭、真元耗損、形體氣血虛弱，加之不能控制自己的淫慾，縱情以求過度的性快感，故常損壽命，不到五十歲便年老體衰。該篇還認為，在寡慾淳樸的心境下，可達到「嗜慾不能勞其目，淫邪不能惑其心……所以能年皆度百歲而動作不衰者，以其德全不危也」的境界。這是合於養生之道的。故《素問．陰陽應象大論》進一步提醒人們，在房事養生上，如能做到增八益、去七損，則陰陽氣血調和而長壽。如不能做到這些，則常可早年衰弱。愚昧縱慾的人因對此認識不足而常早衰；聰明寡慾的人因遵此養生而常長壽，且身體健康、青春久駐。

在《靈樞・五音五味篇》中還指出逞性慾而思慮憂鬱可傷心，醉酒縱慾、汗出傷風可損脾，性事太過、出汗入浴則可耗傷腎氣。故善養生者宜遠色慾、樂恬淡。

古代醫家對房事一致認為，男女性事的諧和協調，使能達到「神和意感」的境界。認為如夫婦性生活長期不和諧，則「非直損於男子，亦乃害于女人」。並且性生活宜有節制，不可頻繁放縱。故意壓抑性慾，也常有礙健康，如夫婦刻意不行房事，則多易引起氣血閉塞和壅滯的病痛，身心受到壓抑和閉滯，導致患有各種疾病而減壽。古代醫學家還認為男子百閉（不射精或逆行射精）、陽痿、早洩；女子月經失調、陰冷、性慾低下等症，一般可通過某些簡易的氣功導引，或改變性交姿勢或體位得到治療。

「活子時」修煉法便是古代房中術增強體質的一種有效方法，並且也普遍受到古代醫學家的認同。「活子時」不同於子時，它是指人一天十二個時辰中處於最快樂的時候。一個人在一天之中，要時時刻刻返觀自身，一旦發現自己身心開始變得愉悅時，便可修煉。修煉即感受這種快樂，不讓它白白流逝，不用思維去遊移、聯想，也不去想是什麼外在事物給我們帶來快樂的，而是應該細心去體會這種快樂，感覺它在我們的身體內是怎樣靜靜流淌的，並且保持的時間越長越好，這樣地日積月累，「活子時」發生的頻率也就會越來越高。

古代房事養生還很重視男女雙修。真正的雙修（男女雙修雙補）之道，不是把異性作為一件發洩情慾的器具，而是當作一扇通向廣闊宇宙的虛空的大門！通過交合和返觀（體會快樂），是和整個宇宙在交換能量——採攝虛空中的元氣。對男女雙方來說，都是如此，所以能量的來源取之不盡、用之不竭。

可見，古代房事不是單純的發洩情慾，而是對身體和心靈的一種修煉，所以在房事中才能平衡陰陽，達到強身健體、延年益壽的目的。

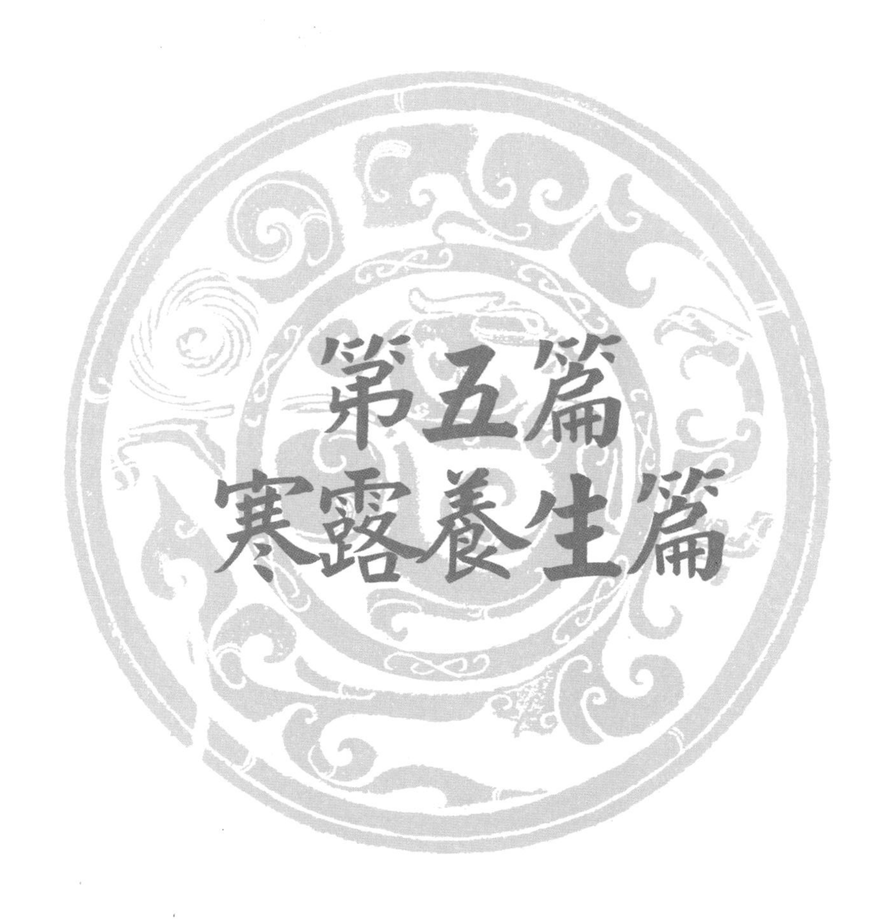

第五篇 寒露養生篇

【節氣諺語】

寒露十月已秋深，田裡種麥要當心。

重陽無雨一冬晴，寒露霜飛侵害民。

風俗

寒露時斗指甲，太陽黃經為195度，時值西曆的10月8日前後。此時露寒而冷，將欲凝結，故這稱之為寒露。白露後，天氣轉涼，開始出現露水，到了寒露，則露水日多，且氣溫更低了。所以，有人說，寒是露之氣，先白而後寒，是氣候逐漸轉冷的意思。此時北方有些地區會出現霜凍。北方已呈深秋景象，白雲紅葉，偶見早霜。南方也秋意漸濃，蟬噤荷殘。由於此時陰天少，所以光照充足，是全年日照百分率最大的節氣，素有秋高氣爽之稱。

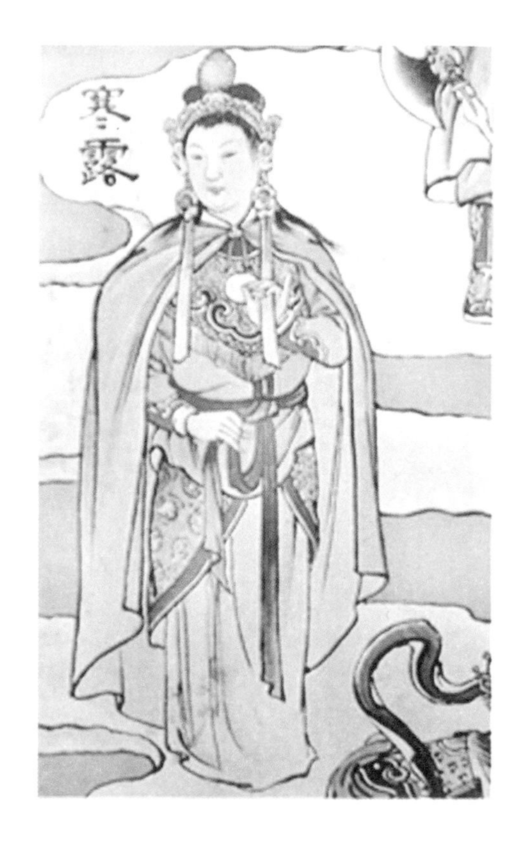

寒露三候為：「一候鴻雁來賓；二候雀入大水為蛤；三候菊有黃華。」此節氣中鴻雁排成一字或人字形的佇列大舉南遷。二候中的「大水」指的是大海，古時傳說海邊的蛤貝類，是由三種雀鳥潛入水中變成的。深秋天寒，雀鳥都不見了，古人看到海邊突然出現很多蛤蜊，並且貝殼的條紋及顏色與雀鳥很相似，所以便以為是雀鳥變成的。第三候的「菊有黃華」是說在此時菊花已普遍開放。古人認為季秋是土德當令，土為黃色，所以此節令中的花為黃色的菊花。菊花是我國很早便有記載的花卉。夏小正九月篇有「榮鞠」之句，鞠是菊的古字，說明九月時菊花開放。

菊花為寒露時節最具代表性的花卉，處處可見到它的蹤跡。由於接近重陽節，某些地區有飲「菊花酒」的習俗，所以重陽節又稱「菊花節」。古書記載：「九月九日，採菊花與伏苓、松脂，久服之，令人不老。」登高山、賞菊花成了這個節令的雅事。在寒露這一天，古人還取井中的水來浸造滋補五臟的丸藥或藥酒。

九九重陽節，人們有登高、佩茱萸及飲酒於高處的風俗。這一風俗原是為了「避邪」，源於東漢，梁人吳均在《續齊諧記》裡說：當時有名費長房者，頗擅仙術，能知人間禍福。一日，他對其徒汝南桓景說，九月九日你全家有難，但如能給每人做一紅布袋，裝上茱萸繫在手臂上，然後去登高，並在山間飲菊花酒，即可倖免於難。桓景照辦，果真九日晚間，全家從山上回來後，見家中雞、犬、牛、羊俱死。事後，費長房告知，此乃家畜代為受禍。這種神奇故事經過傳播，便形成了重陽節登高的習俗。

茱萸是味藥材，《本草綱目》講其辛辣芳香，性溫熱，功能治寒驅毒。晉代《風上記》中說：「九月九日折茱萸以插頭，言辟惡氣，而禦初寒。」古人以陰陽論事物，偶數陰、奇數陽，九為最大的陽數。九而重，陽盛極，陽亢則為災，需要禳解。茱萸性雖熱而能引熱下行；菊花得四時之氣、金水之精，能息風除熱。重陽時節插茱萸飲菊花酒，可使身體免受初寒所至的風邪，由此可見此風俗還是有一定科學性的。

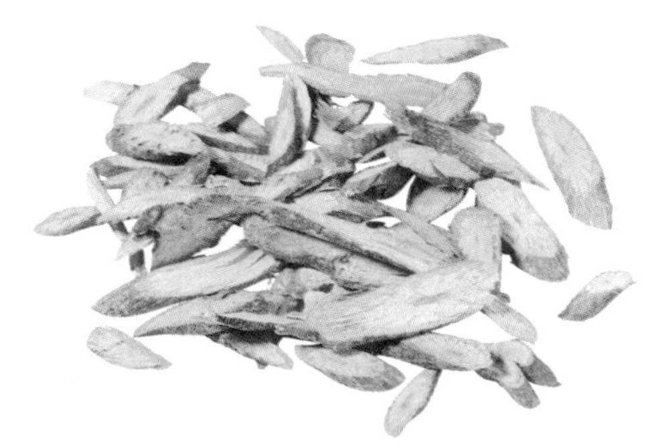

明代京都人登高飲酒的風俗很盛，由於此時天氣漸冷，樹木花草凋零在即，故人們謂此為「辭青」。

九九登高，還要吃花糕，因「高」與「糕」諧音，故應節糕點謂之「重陽花糕」，寓意「步步高升」。古時花糕主要有「糙花糕」、「細花糕」和「金錢花糕」。糙花糕黏些香菜葉以為標誌，中間夾上青果、小棗、核桃仁之類的乾果；細花糕有3層、2層不等，每層中間都夾有較細的蜜餞乾果，如蘋果脯、桃脯、杏脯、烏棗之類；金錢花糕與細花糕基本同樣，但個兒較小，如同「金錢」一般，多是上層府第貴族的食品。

起居

寒露以後，隨著氣溫的不斷下降，感冒是此時最易流行的疾病，研究認為，在氣溫下降和空氣乾燥時，感冒病毒的致病力增強。當環境氣溫

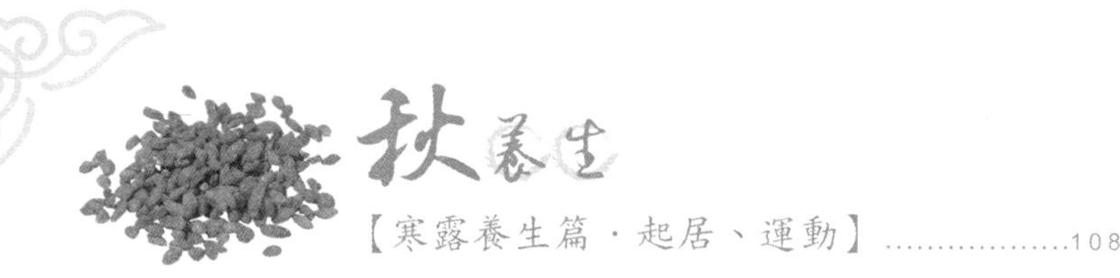

低於15℃時，上呼吸道抗病力則下降。因此，著涼是傷風感冒的重要誘因，要適時更衣，加強鍛鍊，增強體質。此時，哮喘會越來越重、慢性扁桃腺炎患者易引起咽痛，痔瘡患者也較先前加重。

對於老年人來說，此時真可謂多事之秋，很多疾病的發生都會危及老年人的生命。其中最應警惕的便是心腦血管病。由於氣溫開始明顯地變冷，於是心腦血管疾病、高血壓從這月開始成了多發病。這是因為：第一，低溫可使體表血管彈性降低，外周阻力增加，使血壓升高，進而導致腦血管破裂出血。第二，寒冷的刺激還可使交感神經興奮，腎上腺皮質激素分泌多，從而使小動脈痙攣收縮，增加外周阻力，使血壓升高。第三，寒冷還可使血液中的纖維蛋白原的含量增加，血液黏稠度增高，促使血液中栓子的形成。

心腦血管病的高危險人群，或是有病史的患者，要從寒露節氣開始注意以下幾個方面：

◎注意防寒保暖。氣溫降到0℃以下時，要及時增添衣服，衣褲既要保暖性好，又要柔軟寬鬆，不宜穿得過緊，以利血液流暢。
◎合理調節飲食起居，應當多吃一些熱量高和營養豐富的食物，如瘦肉、雞、魚、乳類及豆製品，少吃油膩食物，禁忌菸酒，並應保持大便通暢。
◎保持良好的心境，情緒要穩定、愉快，切忌發怒、急躁和精神抑鬱。
◎進行適當的禦寒鍛鍊，如平時堅持用冷水洗臉等，提高身體對寒冷的適應性和耐寒能力。
◎清晨去廁所時，應改蹲式為坐式，大便時間不能太長，適當控制時間。
◎隨時觀察和注意病情變化，定期去醫院檢查，服用必要的藥物，控制病情的發展，防患於未然。

另外，中風、老年慢性支氣管炎復發、哮喘病復發、肺炎等疾病也嚴重地威脅著老年人的生命安全。研究認為，10月末至11月初是高血壓病發作的第一高峰期，據臨床統計，

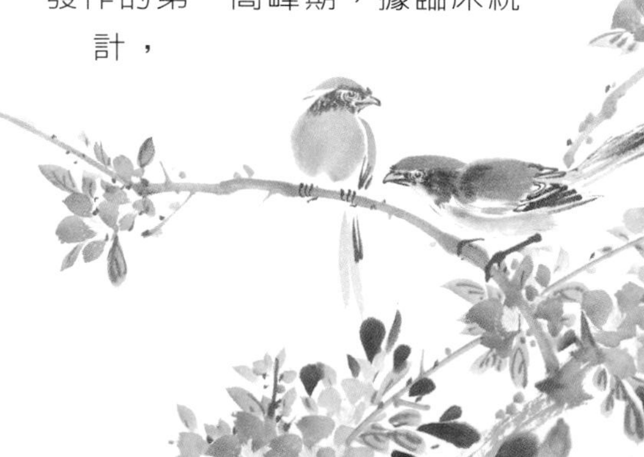

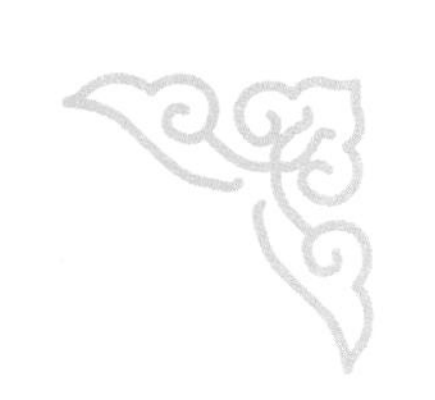

90%以上的中風病人有高血壓病史。因此，此時的中風病人明顯增多與氣溫低、氣壓高密切相關，預防中風，要重視高血壓等原發病的治療，做好家庭急救與護理。

據統計，老年慢性支氣管病人感冒後90%以上會導致急性發作。因此，要採取綜合措施，積極預防感冒；還要科學調理飲食，合理藥物防治，改善居室環境，避免煙塵污染，保持室內空氣流通、新鮮。

哮喘病人對此節氣的氣溫、溼度等氣象要素的變化極為敏感，而抵抗力弱容易引起上呼吸道感染而誘發哮喘。另外，食物和空氣中的過敏物質大量增加也是該病易發的重要原因。因此，首先要弄清引起哮喘發作的致敏原，盡量避免與之接觸。

老年人肺炎的發病率和死亡率在此節氣會驟然增高。中醫認為，這是秋燥傷肺所致。具有起病隱匿、症狀不典型、病情變化快、併發症多、死亡率高的特點。因此，要早發現、早治療、早預防。

綜上所述，在這多事之秋的寒露節氣中，老年人合理地安排好日常的起居生活，對身體的健康有著重要的作用。此節氣由於氣候漸冷，日照減少，風起葉落，時常在一些人心中引起淒涼之感，出現情緒不穩，易於傷感的憂鬱心情。因此，保持良好的心態，因勢利導，宣洩積鬱之情，培養樂觀豁達之心也是養生保健不可缺少的內容之一。如經常登高遠眺，可使人心曠神怡，所有的憂鬱、惆悵等不良情緒頓然消散，這既是養生中的養收之一法，也不失為調節精神的一方良劑。

運動

一、寒露九月節坐功

《遵生八箋》中原文如下：「運主陽明五氣。時本足太陽膀胱寒水。坐功：每日丑、寅時正坐，舉兩臂，踴身上托，左右各三五度，叩齒，吐納，咽液。治病：諸風寒溼邪挾脅腋經絡衝動，頭痛，目似脫，項如拔，脊痛，腰折，痔，瘧，狂，巔痛，頭兩邊痛，頭囟項痛，目黃，淚出，鼽衄，瘧亂，諸痛。」

時至寒露，天氣更涼，陰氣漸長，萬物趨向收藏。本法以「寒露」命名，正是順應這一時令特點而制定

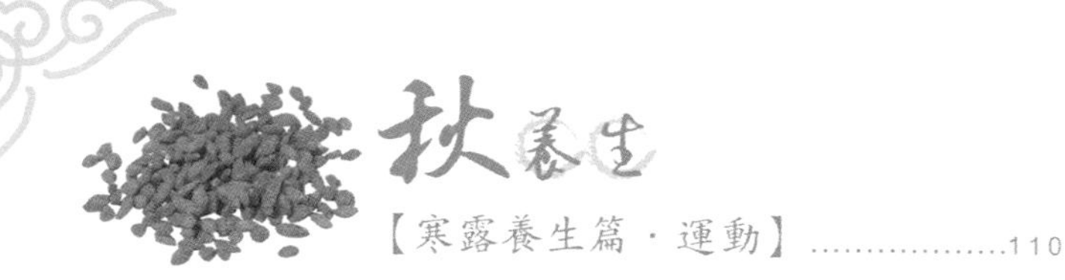

的氣功鍛鍊方法，適宜於寒露時開始，練至霜降為止。寒露時節人體疾病多表現在足太陽膀胱神經的病變。足太陽膀胱起於目內眥，經額上行，交會於頭頂部。其直行者從頭頂部分別向後行至枕骨處，進入顱內，絡於腦，復出於外，分別下項，下行會於大椎，再分左右挾脊，抵腰絡腎，屬膀胱。其頭部支脈從頭頂部分出，向兩側下行至耳上角。其腰部支脈從腰分出，挾脊下行，穿過臀部，從大腿後部下行至窩中，另有支脈從後項分出，下經肩胛內側，從附分穴挾背下行至髀樞，經大腿後側至窩中，下至腓腸肌中，向外下至足外踝後，沿足背外側至小趾端，主要病症即原文中所述的頭項強痛，痔，瘧，狂癲，目黃，腰脊痛等，採用本功法鍛鍊，有較好的防治作用。

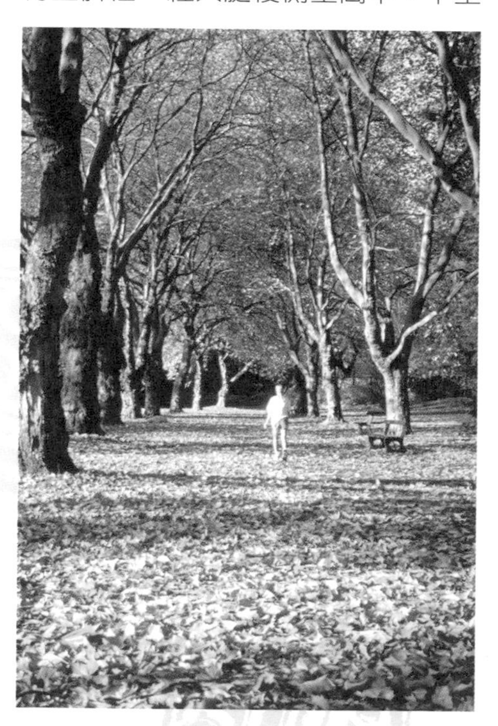

適應病症：諸風寒溼邪挾脅腋經絡衝動、頭痛、目似脫、項如拔、脊痛、腰折、痔、瘧、狂、巔痛、頭兩邊痛、頭囟項痛、目黃、淚出、鼽衄、瘧亂、諸痛、雙睛外努、頭頸拔痛、腰部骨折、痔瘡、癲狂、偏頭痛、頭頂痛、眼珠發黃、迎風流淚，鼻出血等雜症。

具體方法：每日凌晨三至七點時，正坐，雙臂高舉、聳身向上，左右各三至五次，然後牙齒叩動三十六次，調息吐納，津液咽入丹田九次。

二、委中觀想功

適應病症：腿腳抽筋，關節炎，防治下肢癱瘓。

具體方法：自然站立，雙腳分開與肩同寬，雙臂自然下垂，掌心朝內側，中指指尖緊貼風市穴，拔頂，舌抵上顎，提肛，淨除心中雜念。全身放鬆，意念觀想兩腿後面窩處的委中穴，久練此功可促進下肢的氣血循環。每次練功要在20分鐘以上，每天早晚各練1次。

三、腳腿葆春功

適應病症：治陽痿、性功能衰退。

具體方法：平坐在椅子或沙發上，用溫水洗腳後，搓左右腳心各108次。掠大腿內側，由膝蓋內側開始向上一直掠到腹股溝，左右各掠108次，每晚睡覺前做一次。

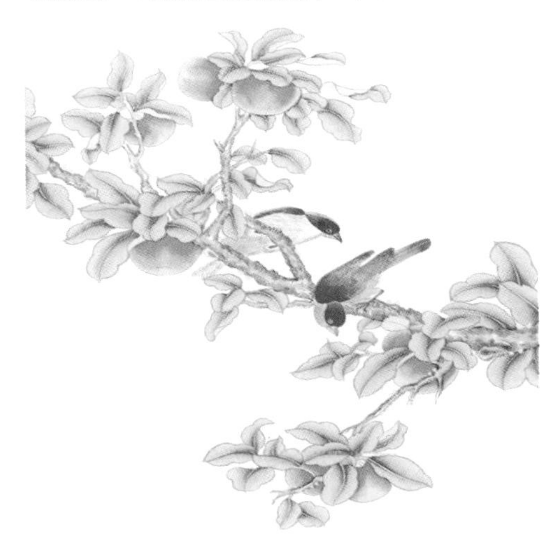

四、交臂導引功

適應病症：皮膚瘙癢、肌肉拘攣。

具體方法：雙腿併攏站立，雙臂自然垂下，兩掌心貼近股骨外側，中指指尖緊貼風市穴，拔頂，舌抵上顎，卻除心中雜念。全身放鬆，身體直立，頭向後仰，自然呼吸24次，兩小臂交叉，左手扶按右肩井，右手扶按左肩井，兩手不動，兩肘高抬過肩，姿勢擺好後，兩肘同時向下再向上擺動，一上一下為一次，共做24次。

五、風府觀想功

適應病症：頭痛、鼻酸、咽喉痛、中風不語、癲狂等症。

具體方法：自然站立，雙腳分開與肩同寬，雙臂自然下垂，掌心朝內側，中指指尖緊貼風市穴，拔頂，舌抵上顎，提肛，淨除心中雜念。全身放鬆，意念觀想枕後正中入髮際一吋處—— 風府穴，每次練功時間要在20分鐘以上，每日早晚各練功1次。

六、按目明穴功

適應病症：眼球充血、視力減退、淚腺炎。

具體方法：端坐於椅子上，兩腳分開與肩同寬，大腿與小腿呈90度角，軀幹伸直，全身放鬆，下頜向內微收。全身放鬆，用兩手中指按點目明穴108次，每天早晚各點按1次。

【編按：目明穴位置在瞳孔直上，前髮際邊緣處。】

七、陰陽回春功

這套功法能調動人體潛能，增強免疫力，延緩衰老。特別對於心、腦血管疾病，消化系統疾病，有較好的預防和治療效果。本功法分兩套，第一套用於早晨練習，第二套用於晚間練習。早晨最好是天剛破曉，晚上最好是夜半入夜。每次練功和每節動作所需的時間要因人而異，自己掌握，動作要自然，不能過分機械。練功避免在飯前半小時和飯後一小時之間。練功地點應選擇環境清新幽靜、舒適的地方。

(一)第一套功法

1.預備

面朝東方，閉目靜心，收斂心神，全身放鬆頭正頸直，兩手自然下垂。腳尖向前，不可內外八字，與肩同寬。兩拇指向掌心處彎曲護住勞宮穴，勞宮穴位於手掌中央。

2.呼吸要領

要吸多呼少，即胸式呼吸法，吸氣時要做到靜、深、長、勻，呼氣時要做到細、緩、綿、悠（此呼吸方法要慢慢體會，在練功時不要過分追求）。

3.練功起式

◎舌尖環繞摩擦上下內齒齦，左右各三次，有唾液後心平氣和地順前正中線咽入丹田。

◎兩手臂自然放鬆抬起，左手掌心朝上對準東方的太陽互應，右掌心向下與地下泉水互應。意念先在左手勞宮穴採集太陽放射精華之氣，後意念在右掌心勞宮穴與地下泉水溝通。同時左右手上下擺動採集天、地陰陽之精氣（動作和意念要相互和諧）。

◎左手掌心前區部位，勞宮穴與心臟內外溝通互應；右手掌心朝右肋

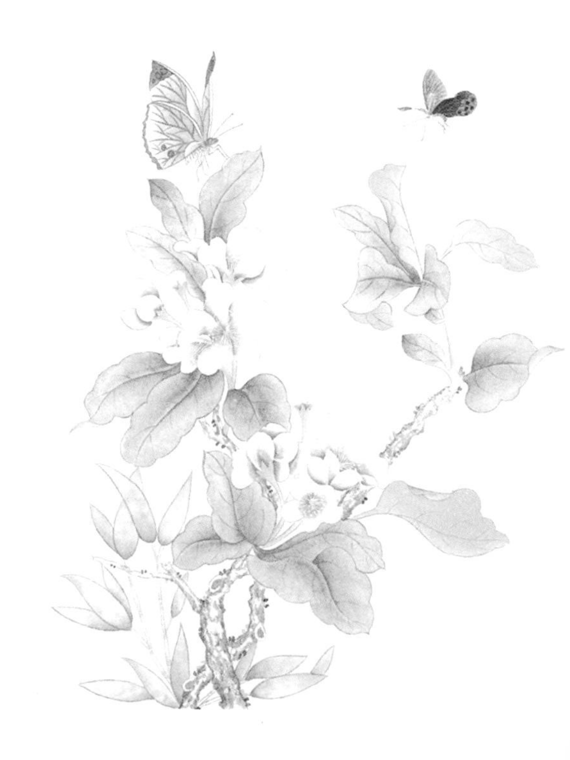

下，勞宮穴與肝臟溝通互應。意念在左右手，把採集陽氣和陰津貫入心、肝兩臟。切勿掌心接觸胸前區和肝臟部位。

◎左手離開心前區，掌心向下，右手離開肝臟部位掌心向下，兩手掌心相對，互應溝通做抱球動作。意念在兩手之間，揉成一個真氣球。球形成後，應收腹提肛，抱球貫進丹田，兩手重疊放在丹田處，左手在上，右手在下，少傾片刻。

◎雙手輕輕按摩丹田，左右各三次與此同時舌尖環繞摩擦上下外齒齦，左右各三次（二者頻率速度方向應相同，有津液後再次咽入丹田）。

◎放腹鬆肛，全身放鬆意收丹田**10**分鐘後，雙手指起相對摩擦生熱後，乾洗臉，次數不限。

◎輕輕睜開雙眼目視遠方片刻。

4.功法機理

《素問．寶命全形論》中「人以天地之氣生」，本套功法主要體現天地人相應的觀點，採集陰陽之精氣，激發和增強人體的元氣。「正氣存內，邪不可干」，從而可以防病益壽。

心主血脈為人體中的陽臟，「心為陽中之太陽」，因此要採集早晨太

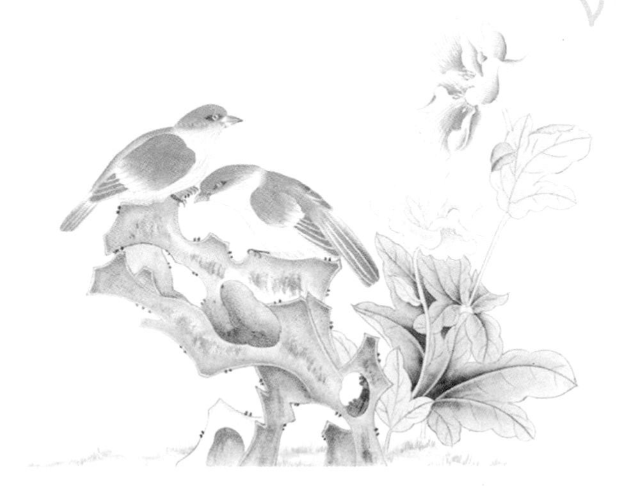

陽純陽之氣補養心臟。肝藏血，肝陰易虛，肝陽易亢，因此採集大地的純陰之氣，滋養肝臟。古人云：「天為陽，地為陰，天在上故屬陽，地在下故屬陰。火為陽，水為陰」。對人體有推動溫煦作用的稱之為陽（心），對人體具有營養、滋潤作用的物質稱之為陰（肝）。

練功起式第**4**點抱球一節，主要溝通陰陽，調節機體陰陽平衡，練功時應細細體會。真氣球貫入丹田後揉腹和摩擦外齒齦配合好，有津液咽入丹田，與採集的大自然真氣融合貫通。《素問．六節臟象論》：「氣和而生，津液相成，神乃自生。」

本套功法主要是練心練肝，心肝兩臟都與神志活動有關。肝主疏泄，調暢氣機，而心藏神，主精神意識

思維活動。心肝兩臟相配合，血液旺盛，共同維持了神志活動正常。肝藏血，血液旺盛則滋養肌膚，肌膚滋潤則不衰，保持青春常立。心其華在面，心氣血旺盛面部肌膚得到滋養，面色紅潤而有光澤。所以本功法不但可以治療疾病，也可抗衰延壽，使人保持旺盛的精力。

(二)第二套功法

1. 預備

直坐立，兩腳平行落地，面向西北角。做到心無雜念，平心靜氣，毋使走泄，凝視調息。

2.呼吸要領

為用在練功起式第3點的呼吸要領，採用逆式呼吸法。開口吸氣，閉嘴呼氣。開口吸氣

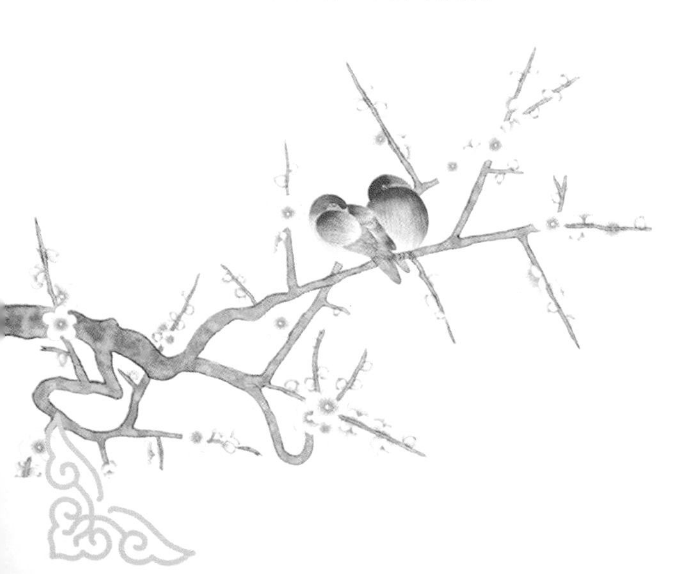

同時收緊小腹，將氣充滿整個胸腔為止。呼氣應閉口，用鼻子呼氣將胸腔氣全部排除，同時鼓起小腹收胸腔（逆式呼吸三次後，恢復正常呼吸法）。

3.練功起式

◎雙手枕後交叉（十指交叉）兩拇指按揉風池穴十次，與此同時舌尖輕點上顎十次（二者速度頻率相當），有津液後心平氣和緩緩咽入丹田。

◎仰目觀星月片刻後，雙手從枕後拿下放在膝上，頭正頸直，與此同時意念用百會穴觀賞星月之光（即用百會穴與星月通過一條光帶相連起來），有時可有熱脹麻等感覺。

◎以手抬起重疊，用勞宮穴壓住百會（左手在上，右手在下），與此同時用意把百會採集精氣順督脈導引至兩腎之間命門處，意守命門片刻。命門：位於腰部正中線、第二腰椎處。

◎雙手在百會穴處拿下，順人體前胸滑向丹田，再從丹田順帶脈（腰部）滑向後面，雙勞宮穴護住雙腎，自感雙腎區發熱為止。同時要想像命門處形成一團火球，向下導引至會陰部位停留，球包繞會陰部。

◎雙手從腎區再順帶脈滑向丹田，雙

手重疊護住丹田穴。
◎做收小腹提會陰動作，此時要想像陰部精氣，隨同命門之火一同歸入丹田。
◎站立起來，全身放鬆意守丹田片刻。功法完畢。

4. 功法機理

腎為先天之本，藏精生髓，又主納氣與人體的生殖、生長、發育、衰老以及水液代謝有著密切關係。

本套功法主要採集夜間星月之陰精，順督脈導引下命門與先天命門之火融合為一，來補充溫煦腎陰腎陽。腎陰腎陽元陰元陽，只有腎陰陽充足，才能生機蓬勃。用現代醫學講增強了機體的免疫力。

命門為元氣的根本，是人體熱能的發源地，因此意守命門火球和導引至會陰部，要細心體會，乃是煉精化氣的過程。

飲食

此節氣中的秋燥易引發人們患有肺炎、哮喘及中風等疾病，故此我們向大家介紹一些潤肺祛燥和治療中風的食療方。

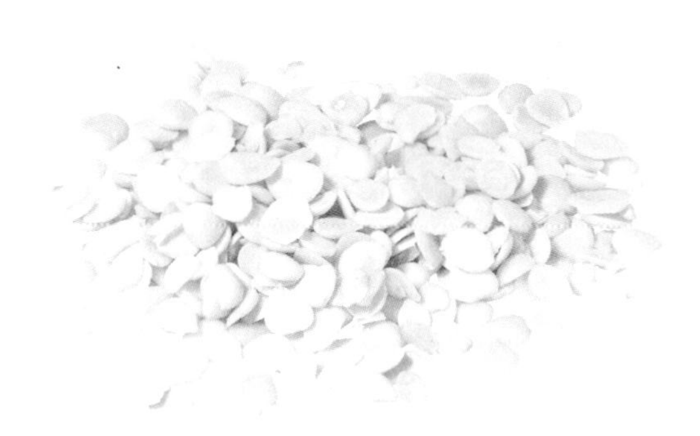

一、食療方

1.百棗蓮子銀杏粥

配方：百合30克，大棗20枚，蓮子20克，銀杏15粒，粳米100克，冰糖適量。

做法：蓮子先煮片刻，再放入百合、大棗、銀杏、粳米煮沸後，改用小火至粥稠時加入冰糖稍燉即成。

功效：養陰潤肺，健脾和胃。

2.山藥桂圓漿

配方：鮮山藥100克，桂圓肉15克，荔枝肉3至5個，五味子3克，白糖適量。

做法：將山藥去皮切成薄片，與桂圓、荔枝、五味子同煮成漿汁，加入白糖，晨起或臨睡前飲食。

功效：中風食療方。

3.核桃栗子糖羹

配方：核桃仁30至50克，炒熟栗子30至50克，白糖適量。

做法：先將熟栗子去殼，再與核桃

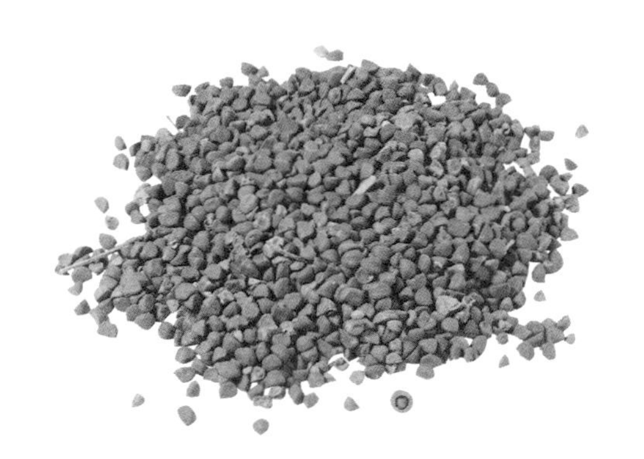

肉同搗如泥，加入白糖拌勻即成，不拘時食之。

功效：中風食療方。

4.海蜇馬蹄湯

配方：海蜇頭60克，鮮荸薺60克。

做法：兩者同入鍋內煮至荸薺爛熟。海蜇頭、荸薺蘸醬油吃，飲湯。

功效：中風後遺症食療方。

5.對蝦米酒

配方：對蝦適量。

做法：取對蝦以米酒浸服。

功效：中風後遺症食療方。

6.牛肉膏

配方：嫩牛肉1000克。

做法：洗淨，水煮成肉糜，去渣取液，再熬成琥珀色收膏，每次1小杯。

功效：中風後遺症食療方。

7. 鯽魚糯米粥

配方：鯽魚一條，去臟，雜質洗淨；糯米50克。

做法：同放鍋內加水煮粥，每週服二次，連服9週。

功效：中風後遺症食療方。

8. 紅棗栗子燜雞

配方：紅棗15個，栗子150克，雞一隻。

做法：先將雞切成塊，大火煸炒，後加佐料，煮至八成熟，加入紅棗、栗子燜熟，食之。

功效：中風後體虛之食療方。

9.羊乳羹

配方：羊乳合脂適量。

做法：羊乳合脂作羹食之。

功效：腎虛、中風食療方。

10. 芹菜汁

配方：鮮芹菜1把。

做法：鮮芹菜開水洗淨，切細搗汁，每次飲服半杯。

功效：預防中風。

11.蕎麥葉茶

配方：蕎麥葉60克。

做法：蕎麥葉煎湯代茶，以防止高血壓引起的中風。

功效：預防中風。

12.牛奶柿子汁

配方：柿子250克，牛奶一杯。

做法：柿子榨汁，用牛奶調服，每次半杯。

功效：有中風傾向、高血壓之食療方。

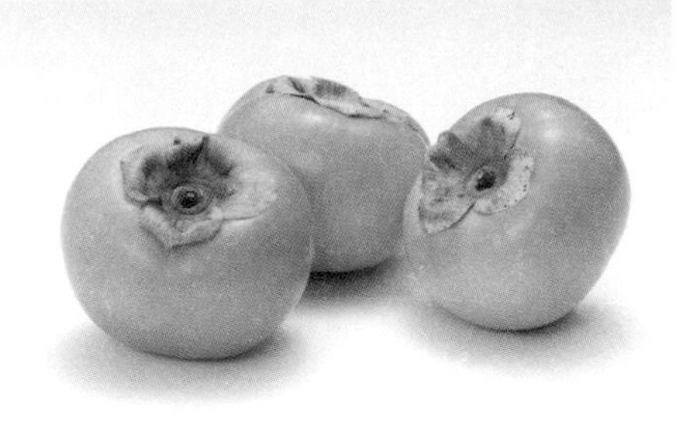

按注：柿子過食會使腸液分泌減少而導致大便乾燥。此外，柿子中的鞣酸易與鐵質結合而妨礙人體對食物中鐵的吸收，故缺鐵性貧血患者不宜食柿。

藥方

一、中風後遺症

1.大活絡丸

配方：蘄蛇、烏梢蛇、麝香、威靈仙、冰片、天麻、紅參、全蠍、何首烏、貫衆、肉桂、黃連、烏藥、廣麝香、乳香、沒藥、豆蔻、黃岑、木香、龜甲、當歸、牛黃、血竭、天南星、沉香、松香、僵蠶、防風、補骨脂……等共48味。

服法：溫黃酒或溫開水送服。一次1丸，一日1～2次。

功效：祛風止痛，除溼豁痰，舒盤活絡。用於中風痰厥引起的癱瘓、足萎痹痛、盤脈拘急、腰腿疼痛及跌打損傷、行走不便、胸痹等症。

2.中風回春丸

配方：川芎、紅花、丹參、當歸、地龍乾、威靈仙、全蠍、僵蠶……等。

服法：用溫開水送服，一次1.2～1.8克，一日三次，或遵醫囑。

功效：具有活血化瘀、舒筋通絡之功效，適用於中風偏癱、口眼歪斜、半身不遂、肢體麻木等症。

【編按：目前坊間販售的包裝中藥品項繁多，其中卻有不少標示不清或來源不明者，因此為了讀者朋友們的用藥安全，在選購時務必加以留意合格標示，可上行政院衛生署藥物食品檢驗局網站查詢(http://www.nlfd.gov.tw/default.htm)。】

二、陽痿早洩

1.鎖陽酒

配方：鎖陽30克，白酒500毫升。

服法：將鎖陽浸泡在白酒中，7天後棄藥渣，裝瓶飲用。每天2次，每次15～20毫升。

功效：益精壯陽，養血強筋。適用於腎虛陽痿、腰膝無力、遺精滑泄、精血不足等症。

2. 菟絲子酒

配方：菟絲子30克，五味子30克，白酒500毫升（或米酒）。

服法：將菟絲子、五味子裝布袋，置淨器中，用白酒浸泡，7天後棄藥渣飲用。每天2～3次，每次20～30毫升。

功效：補腎益精，養肝明目。適用於肝腎不足的目昏、耳鳴、陽痿、遺精、腰膝痠軟等症。

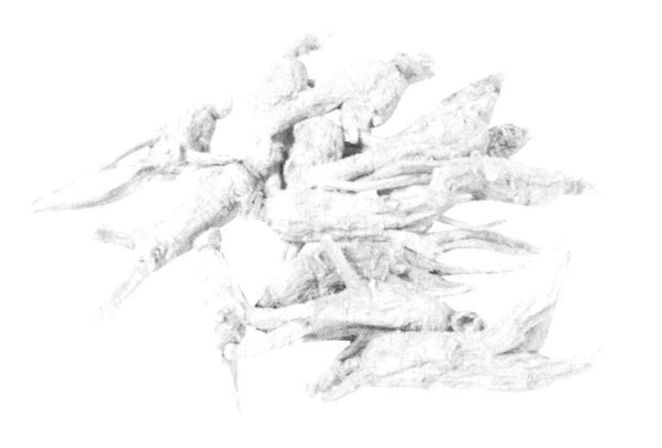

3. 板栗酒

配方：板栗500克，白酒1500毫升。

服法：洗淨板栗，逐個切口，放入白酒中浸泡，7天後飲用，每次性交前適量飲用。

功效：滋補心脾，補腎助陽。適用於男子陽痿、滑精等症。

4. 韭菜子酒

配方：韭菜子100克，米酒500毫升（或高粱酒）。

服法：韭菜子研碎，浸於米酒中，7天後可飲用，每天3次，每次10毫升，飯後服。

功效：助陽固精。適用於陽痿、遺精、早洩、腰膝冷痛等症。

5. 鹿茸酒

配方：嫩鹿茸6克，山藥片10克，白酒500毫升。

服法：將嫩鹿茸切片，加山藥片裝布袋內，置酒中浸泡7天，即可飲服。

功效：補腎助陽。

6. 蛤蚧酒

配方：蛤蚧1對，黃酒500毫升。

服法：將蛤蚧去頭、足、鱗，浸於黃酒中，20日後可服用。

功效：補腎壯陽，平咳止喘。

房事

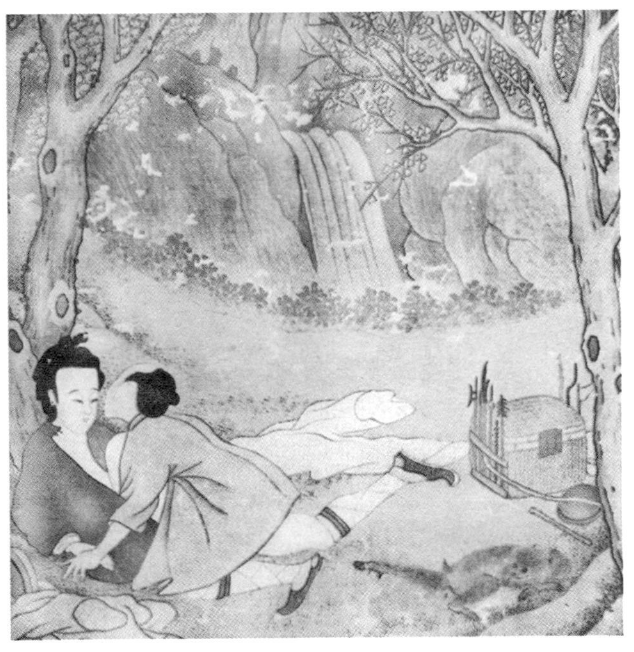

秋季往往是男性陽痿發病率最高的季節。據有人統計1102例陽痿病人，有明顯的季節變化者共有772人，其分布是：秋季386人，占50%；夏季116人，占15%；春季39人，占5%；冬季231人，占30%。說明在秋季陽痿的發病率高。

陽痿是男性生殖器痿弱不用，不能勃起，或勃起不堅，不能完成正常房事的一種病症。

精神因素是引起陽痿最常見和最主要的原因，約占發病總數的85%～90%。例如夫妻關係不睦，對女方懷有敵意；或夫妻間的性生活互相配合不和諧，沒有得到理想的性滿足，對性行為引起反感，導致陽痿發生。性交環境不適，如一屋內多人居住，性交時有戒心或有顧慮，也可以導致陽痿。但有不少人發生陽痿，是由於缺乏性的知識，心中恐懼，害怕性交失敗而使女方不滿意，於是就形成陽痿；或某次性交不滿意，就誤認為自己有陽痿等。由於這類人有疑慮或恐懼心，每次雖有性的要求，但到準備性交時，思想上又出現緊張、害怕、擔心的念頭，結果反而使勃起的陰莖軟縮，不能性交。除此以外，手淫過度及房事過度，也是引起陽痿的常見原因。房事過多，特別是重複性交，即一次性交時，又連續再性交，由於需要更強烈的刺激，才能引起陰莖勃起及射精，日久，勃起神經中樞呈抑制狀態，就會產生機能性陽痿。還有一類陽痿屬器質性，只有通過手術才能得到治療。

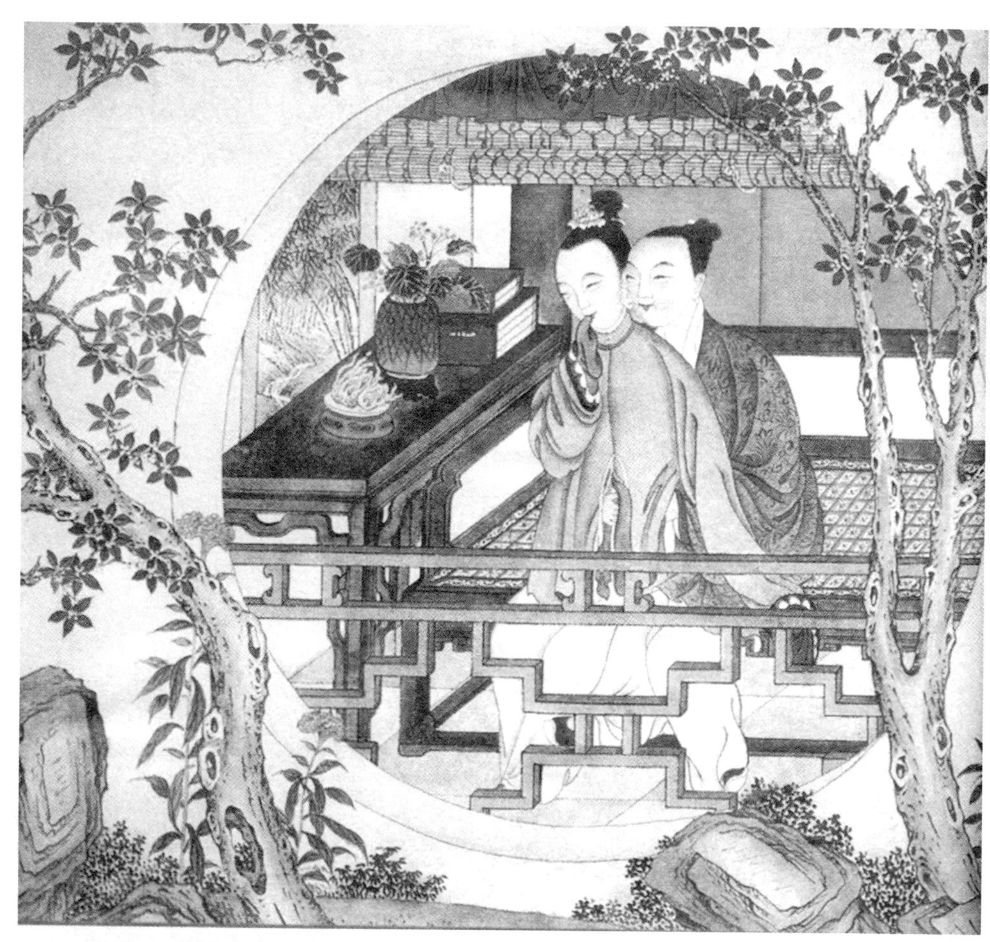

傳統醫學認為此病與肝、腎、陽明三經有關，臨床上可分以下幾類：

1. **腎陽不足**

（症見形寒肢冷、腰膝痠軟、陽痿不舉、舌胖潤、脈多沉細，當溫補腎陽，用右歸丸加減：熟地10克、山茱萸8克、枸杞子10克、菟絲子10克、肉桂8克、附子10克、巴戟天10克、淫羊藿15克、陽起石8克、鹿角霜8克。）

2. **心脾虛損**

（症見陽痿不舉、心悸健忘、不思飲食、舌淡脈弱，用歸脾湯加減；黨參10克、白朮10克、茯苓8克、黃耆30克、桂圓肉8克、酸棗仁8克、木香3克、當歸10克、菟絲子10克、補骨脂10克。）

3. 肝鬱不舒

（症見陽痿不用、脅肋脹痛、脈弦，宜疏肝解鬱，用逍遙散加減：柴胡10克、白芍10克、當歸10克、白朮9克、茯苓8克、菟絲子8克、甘草5克、香附5克、補骨脂10克、枸杞子10克。）

4. 溼熱下注

（症見陽痿不舉、陰囊潮溼、小便赤澀、苔黃膩、脈弦滑，方用龍膽瀉肝湯加減：龍膽草10克、黃芩10克、車前子10克、梔子6克、澤瀉8克、木通6克、萆薢8克、黃柏6克、蒼朮30克、薏苡仁60克。）

除藥物治療外，亦可採用針灸療法：取腎俞、命門、三陰交、足三里、關元俞、八髎。每次選3～5穴，毫針刺用補法，或針灸並用。飲食療法可選韭菜90克，洗淨切段，羊肝120克切片，鐵鍋急火炒熟後佐以醋食用，對命門火衰之陽痿效果好。

此節氣不但男子易患陽痿，同時也是各種疾病的易發期。所以在此奉勸患病的夫婦，在患病期間，應節慾保精，禁止夫妻合房，特別是嚴重的疾病和某些傳染病，更應停止房事。因為男女合房而致病情加劇甚至危及生命者並非罕見。《醫燈續焰．尊生十二鑒》中專列「遠房室」一節，並說：「欲修長年，必先遠色，矧病者乎！病既因虛致邪，務宜堅城卻寇。」為了保證夫妻身體健康，下列情況應絕對禁止房事：一是性病，夫妻一方患性病時，如梅毒、淋病、軟性下疳、腹股溝肉芽腫等，必須待治癒後才能行房，否則會把性病傳染給對方。二是開放性肺結核，肺結核患者若性慾強、愛衝動，易傳染給對方，宜夫妻分床，便於早日恢復。三是急性傳染性肝炎。四是女方患滴蟲性陰道炎或真菌性陰道炎，應積極治療，待治癒後再恢復行房。五是腎炎、心臟病患者，治療後應節制房事，以免復發或使病情加重。

疾病初癒的恢復階段節慾保精，這是因為腎精是人體生命的基礎，病後精虛氣弱，元氣尤怯，極需靜心休養，若此時行房耗精，病遂乘機復發。古人稱其為「房勞復」、「女勞復」，列為病後「三復」之一，並認為因此復發之病較前更甚，不易治癒。《傷寒論》說：「新恙後精髓枯

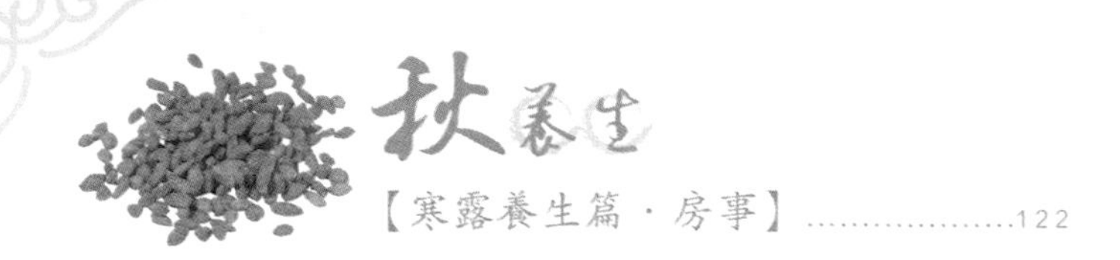

燥，切不可為房事，犯房事勞復必死。」這就突出說明了病後房勞的嚴重危害性。故大病初癒，機體處於恢復時期，房事應有所禁忌，至少也要謹慎入房。

【編按：三陰交於內側腳踝骨往上3吋處。足三里於小腿前外側，膝下3吋處，與脛骨前緣有一橫指指距。關元俞於第五腰椎棘突下，外側1.5吋處。八髎爲骶骨上的八個凹孔。】

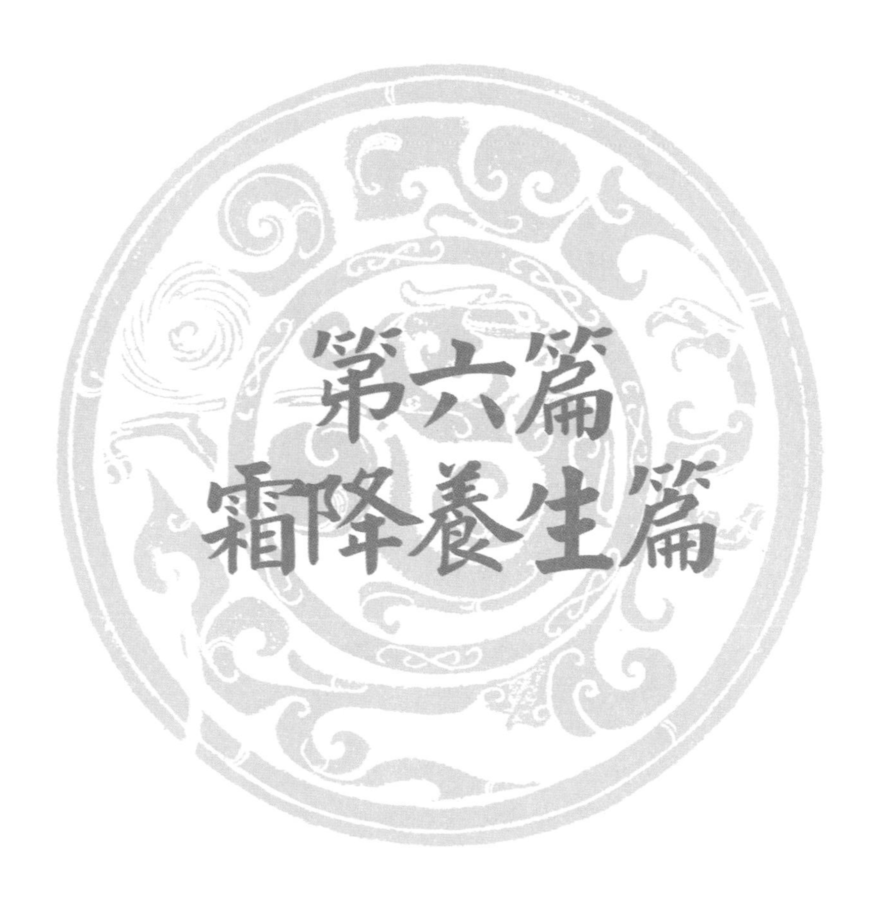

第六篇
霜降養生篇

【節氣諺語】

霜降，風颱走去藏。

霜降，出無齊，牽牛犁。

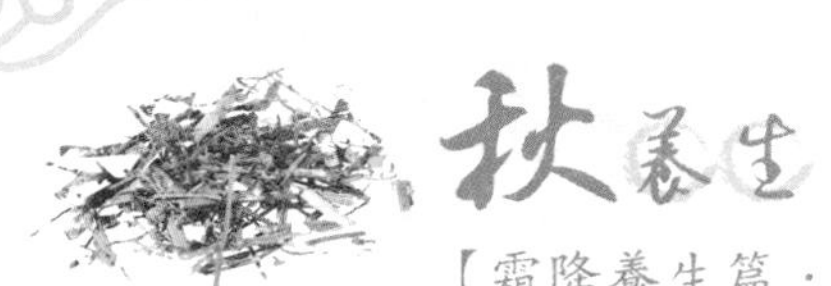

風俗

霜降時斗指巳，太陽黃經為210度，時值西曆的10月23日前後。在黃河流域以北由於此時天氣變得寒冷，露凝結為霜而下降，所以稱之為霜降。霜降是秋季的最後一個節氣，是秋季到冬季的過度節氣，最低氣溫可達到0°C左右。

霜是近地面空氣中的水氣在地面或植物上直接凝華而成的冰晶，色白且結構鬆疏，霜遍布在草木土石上，俗稱打霜，而經過霜覆蓋的蔬菜，吃起來味道特別鮮美。古時候的文化中，對於霜不太有好感。《淮南子》中說：「秋三月，青女乃出降以雪霜，霜者喪也，陰氣所凝，其氣慘毒，物皆喪也。」所以古人亦將死去丈夫的婦女稱為遺孀（霜）。

霜降三候為：「一候豺乃祭獸；二候草木黃落；三候蟄蟲咸俯。」這是說此節氣中豺狼將捕獲的獵物先陳列後再食用，大地上的樹葉枯黃掉落，蟄蟲也全在洞中不動不食，垂下頭來進入冬眠狀態中。

霜降在古時是掃墓的日子。《清通禮》云：「歲，寒食及霜降節，拜

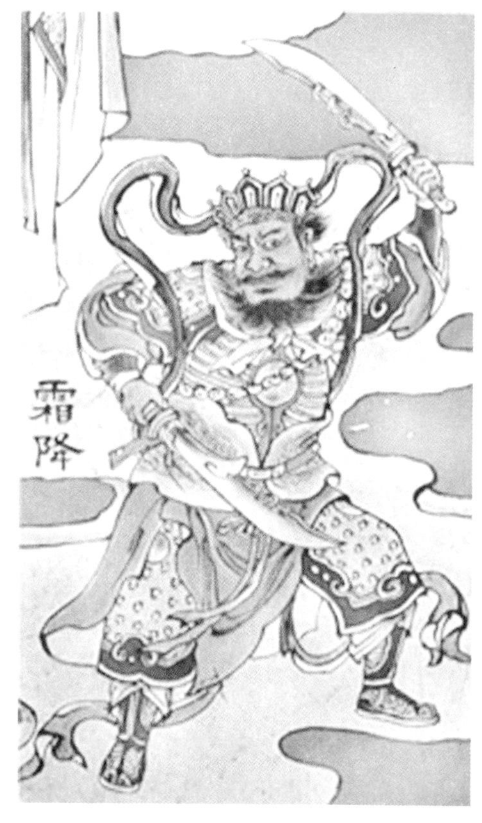

掃壙塋，屆期素服詣墓，具酒饌及芟剪草木之器，周胝封樹，剪除荊草，故稱掃墓。」這種風俗現已不多見。本節氣中的十月初一，稱作寒衣節，是長城一帶的百姓為感念孟姜女千里尋夫送寒衣而訂的節日。寒衣節也叫「十月一」，俗稱「鬼節」。當天晚上人們在門外焚燒內包棉花的五色紙，把餃子倒在灰圈內，意思是天氣冷了為祖宗送寒衣。有些人家還到十字路口燒五色紙並撒飯於地，意為對喪生

異鄉的「孤鬼遊魂」施捨冬令救濟。

於農曆九月下半，台灣南部沿海有許多廟宇會舉辦三年一次的「王船祭」，為期約7～8天，期間有不少民俗活動進行，迎王祭典、過火、陣頭、神轎繞境…等，信徒們並特此打造豪華王船，然後以燒王船、紙錢的形式，送王船遊天河，讓代天巡狩的千歲爺將瘟神邪剎押返天庭，人民藉以消災解厄、祈求賜安。

由於天氣漸冷，所以這一節氣中大陸北方的民間食俗很有特色。諺語有「補冬不如補霜降」的說法，而且應先「補重陽」後「補霜降」，認為「秋補」比「補冬」更要緊。民間食俗「煲羊肉」、「煲羊頭」常以薑、棗為佐料調味而成，男女老幼均可食用。俗話說「吃腦補腦」，據說吃煲羊頭能輔療「頭風」等疾病。另有加「四珍」、「八珍」的補藥煲羊肉，中醫書上有輔療肺病的記載。

古人一般秋補既吃羊肉也吃兔肉。如史料記載：明代皇帝要在重陽節到兔兒山（北京中南海西南）登高賞秋，吃迎霜兔肉，飲菊花釀酒。所謂「迎霜兔肉」就是經霜的（即霜降）的兔子肉，據說此時的兔肉味道鮮美，營養價值高。

廈門一帶的民俗常在霜降節氣吃紅柿，據說能補筋骨。柿子具有清熱、潤肺、祛痰、鎮咳的功效，鮮吃可治甲狀腺病，因它含碘量高。乾製柿餅、柿霜（成熟的柿，削去外皮，經過日曬夜露，久之表面滲出一種白色粉末，含有甘露醇、葡萄糖），都可配置藥膳，輔療咳嗽。梨、柿盛產於秋，秋乃上呼吸道疾病多發之時，食用既有療效，還有補益。

從前此節氣正是大陸北方地區醃菜的季節。由於此時鮮菜近尾聲，人們開始醃菜準備過冬。近年來由於冬

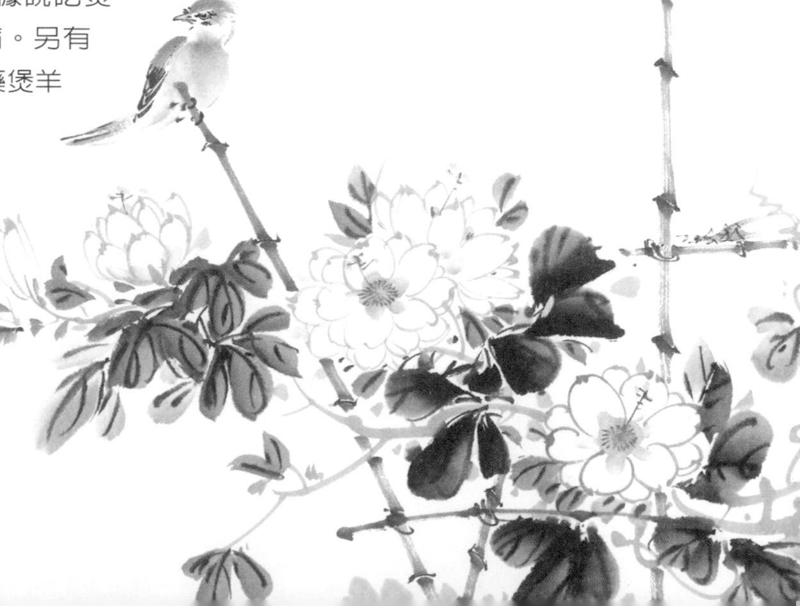

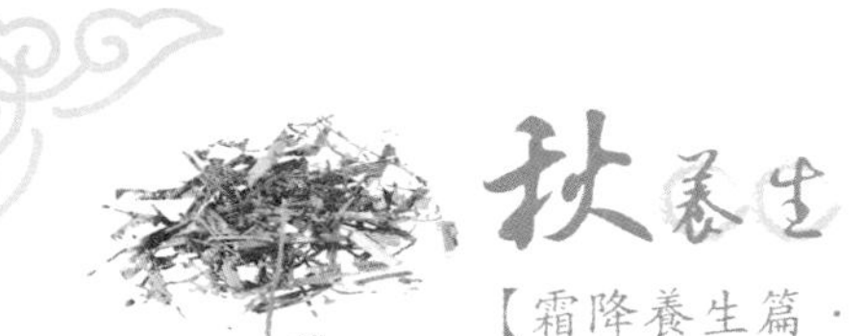

天也可買到新鮮的蔬菜，所以醃菜的人少了。不過此時細菌繁殖得慢，食物不易變質，菜價也便宜，所以有些人還是願意醃製一些小菜以佐餐。

起居

霜降節氣，是秋天的最後一個節氣，按中醫理論，此節氣為脾臟功能處於旺盛時期，由於脾胃功能過於旺盛，易導致胃病的發出，所以此節氣是慢性胃炎和胃、十二指腸潰瘍復發的高峰期。由於寒冷的刺激，人體的自主神經功能發生紊亂，胃腸蠕動的正常規律被擾亂；人體新陳代謝增強，耗熱量增多，胃液及各種消化液分泌增多，食慾改善，食量增加，必然會加重胃腸功能負擔，影響已有潰瘍的修復；深秋及冬天外出，氣溫較低，且難免吞入一些冷空氣，可以引起胃腸黏膜血管收縮，致使胃腸黏膜缺血缺氧，營養供應減少，破壞了胃腸黏膜的防禦屏障，對潰瘍的修復不利，還可導致新潰瘍的出現；同時寒冷的季節裡，大多數人喜歡熱食，如吃火鍋、喝熱粥等，特別是有人常以燒酒禦寒，更是火上澆油，增加對胃黏膜的刺激，可促使潰瘍面積擴大加深，使病情加重，如潰瘍損傷血管就會引起消化道出血。

因此，潰瘍病人在寒冷的深秋及冬天，要特別注意自我保養，增強自我保健意識。該病是一種容易復發的病，因而專家們主張對潰瘍進行維持治療，尤其是既往有過多次復發者，應作為維持治療的重點對象，可於醫生指導下使用藥物。同時注意日常生活中的保養，保持情緒穩定，避免情緒消極低落；注意勞逸結合，避免過度勞累；適當進行體育鍛鍊，改善胃腸血液供應；注意防寒保暖，特別應注意腹部保暖；堅持定時定量進餐，食物冷暖適宜，切忌暴食和醉酒，同

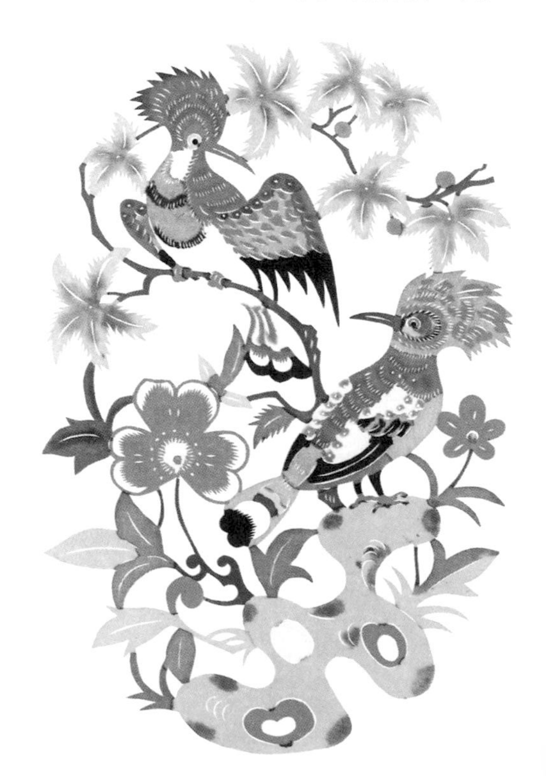

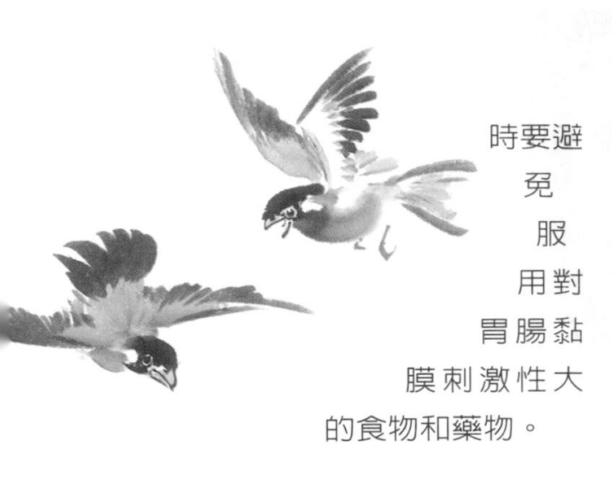

時要避免服用對胃腸黏膜刺激性大的食物和藥物。

由於天氣變得一天比一天寒冷，老年人極容易患上「關節痛」的毛病。「關節痛」也就是膝骨性關節炎（或稱退化性關節炎）的常見症狀。人的膝關節是個活動範圍很大的負重關節，幾乎承受著全身的重量。人到老年以後，膝關節由於長年的磨損，是最容易老化的。老化後的膝關節往往容易發生骨性關節炎，造成行動不便。膝關節引起的骨性關節炎，主要是關節軟骨由於某些原因而發生退行性病變。隨之而發生關節及周圍韌帶鬆弛失穩，關節滑膜萎縮或增生，分泌的滑液減少或增加，引起關節腫脹、疼痛等。有時骨關節面下骨質疏鬆，或有小的囊性變化，這種變化可使軟骨深層營養中斷，而使骨關節炎發生或加重。

膝骨性關節炎的發生，與氣候發生關係密切。因此老人到了秋季應特別當心，注意膝關節的保健。首先應注意膝關節的保暖防寒；其次要進行合理的體育鍛鍊，如打太極拳、慢跑、做各種體操等，活動量以身體舒服、微有汗出為度，貴在持之以恆。有些老年人經常以半蹲姿勢，做膝關節前後左右搖晃動作，進行鍛鍊。因半蹲時髕面壓力最大，搖晃則更會加重磨損，致使膝骨性關節炎發生，所以，這種鍛鍊方式是不可取的。另外，一旦發生膝骨性關節炎，應立即到醫院治療，以免病情加重。

運動

一、霜降九月中坐功

《遵生八箋》中原文如下：「運主陽明五氣，時配足太陽膀胱寒水。坐功：每日丑、寅時，平坐，舒兩手，攀兩足，隨足間用力，縱而復收五七度，叩齒，吐納，咽液。治病：風溼痹入腰腳，髀不可曲，膕結痛，裂痛，項背腰尻陰股膝髀痛，臍反出，肌肉瘺，下腫，便膿血，小腹脹痛，欲小便不得，臟毒，筋寒，腳氣，久痔，脫肛。」

霜降前後，黃河流域一般出現初霜，氣溫下降，天氣轉冷。陽氣微而入地，萬物畢成。本法以「霜降」命名，正是順應這一時令特點而制定的氣功鍛鍊方法，適宜於霜降時節鍛鍊，可於霜降時開始，練至立冬為止。霜降時節人體疾病多表現為足太陽膀胱經的病變。《靈樞經脈篇》說：「膀胱足太陽之脈……是動則病沖頭痛，目似脫，項如拔，脊痛，腰似折，髀不可以屈，膕如結，腨如裂，是為踝厥，是主筋所生病者，痔，瘧，狂、癲疾，頭囟項痛，目黃，淚出，鼽衄，項背腰尻皆痛，小趾不用。」文中所述病症即屬此類，採用本法鍛鍊，有較好的防治作用。

適應病症：扭痛、撕裂痛，肩背腰及至會陰及腿膝部疼痛，睾丸腫大、便血、小腹脹痛、尿豬溜、毒火攻心、畏寒抽搐、腳氣、痔瘡、脫肛等症。

具體方法：每日凌晨三至七點時，平坐，伸展雙手攀住雙足，隨著腳部的動作用力，將雙腿伸出去再收回來，如此做五至七次，然後牙齒叩動三十六次，調息吐納，津液咽入丹田九次。

二、呼吸導引功

適應病症：腹寒、腹痛。

具體方法：仰臥在床上，兩腳分開與肩同寬，腳尖自然外分，全身放鬆，自然呼吸十二息，即改為口吸，吸要深長直吞入腹，再慢慢自鼻呼出，一吸一呼為一次，共做36次，可散寒止痛。

三、按灸腳趾功

適應病症：惡夢、腦溢血。

具體方法：坐在沙發上或椅子上，用大拇指點按兩腳拇趾，趾甲蓋上正中5分處。點按至有痠或麻脹為止，然後再用艾卷灸此處10分鐘。

四、光照膻中功

適應病症：胃寒，心窩痛。

具體方法：兩腳開立，略寬於肩，腳尖微內扣，兩臂自然下垂，兩掌心貼近股骨外側，屈膝下蹲，以膝蓋尖不超過腳尖為度，頭頂正直，舌頂上顎，體重平均在兩腳。全身放鬆，兩腿微屈，兩手合掌當胸。眼似閉非閉，眼神視兩掌中指，5分鐘後，男左掌在內，對正膻中穴下五分，距離胸部5～10釐米，右掌內勞

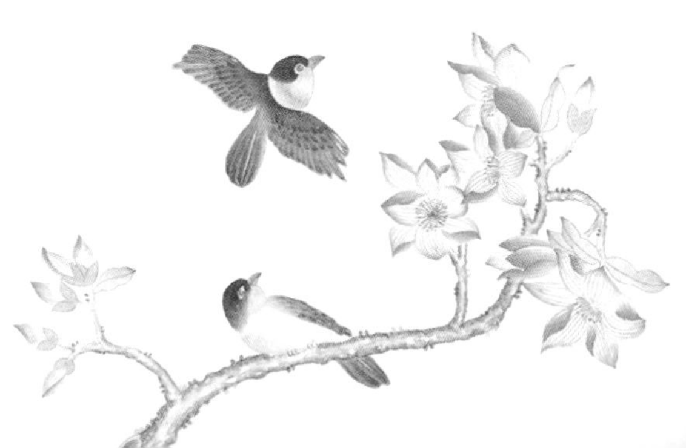

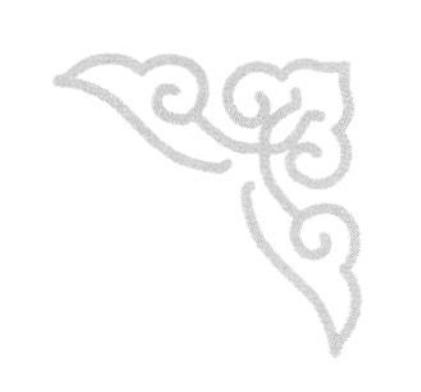

宮對正左掌外勞宮，兩掌距

離5～10釐米，站10～20分，女右掌在內，左掌在外，其他與男同。

【編按：外勞宮位在手背第二、三掌骨之間，掌關節下0.5吋。】

五、轉腰導引功

適應病症：肚腹冷，氣機不暢胸悶不舒。

具體方法：端坐於椅子上，兩腳分開與肩同寬，大腿與小腿呈90度角，軀幹伸直，全身放鬆，下頜向內微收。端坐全身放鬆，兩手叉腰，大拇指在前，其餘四指在後，含胸，兩肩內收，向左轉到極限，再向右，右轉到極限為1次，共做64次。

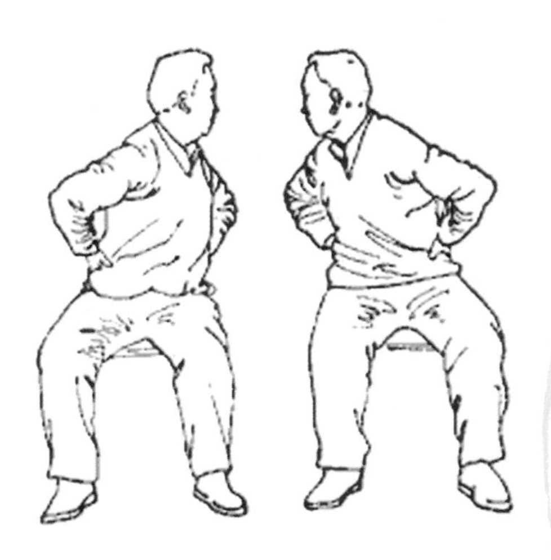

六、舉臂調息功

適應病症：肩臂疼痛，全身筋骨虛弱。

具體方法：端坐於椅子上，兩腳分開與肩同寬，大腿與小腿呈90度角，軀幹伸直，全身放鬆，下頜向內微收。全身放鬆，排除雜念，用鼻吸鼻呼24次，呼吸要自然。左手向前上舉伸直，掌心向上，指尖向右。右手上舉手心按在左手掌上，用鼻子做細微深長呼吸，吸氣的同時，右手掌用力按壓左掌，共做12次，然後換右掌上舉，同樣左手心按在右手掌上。用鼻子做細微深長呼吸，每吸氣時，左手掌用力按壓右手掌，共做12次，做完兩臂下垂，兩手放兩膝蓋上，靜坐5分鐘收功。

七、轉腰運氣功

適應病症：腰腎疼痛。

具體方法：自然站立，雙腳分開與肩同寬，雙臂自然下垂，掌心朝內側，中指指尖緊貼風市穴，拔頂，舌抵上顎，提肛，淨除心中雜念。全身放鬆，兩眼平視，兩臂自然鬆垂，排除雜念，靜坐5～10分鐘，雙臂側前上舉，雙掌合十當胸，兩小臂呈水平，雙掌用力互推，眼注視兩掌，身體向左側傾斜轉動，轉到極度，合掌的兩手慢慢舉過頭頂，在身體向左轉動開始，用鼻緩緩吸氣，直至兩手舉過頭頂，兩臂伸直時，開始呼氣。將兩掌收至胸前，身體轉正，恢復合掌站樁，意念想百會、印堂、人中、膻中，中丹田、會陰穴、風市穴、陽陵泉、懸鍾穴、三陰交、陰陵泉、血海、會陰穴、命門，沿背中線上至頭頂百會穴。然後眼注視兩掌，身體向右側傾斜轉動，轉至極度，合掌的兩手慢慢舉過頭頂，在身體向右轉動開始，用鼻緩緩吸氣，直至兩手舉過頭頂，兩臂伸直時，開始呼氣。將兩掌收至胸前，身體轉正，恢復合掌站樁，然後再用意念想百會穴等，所想的穴位與左側相同。以上為一遍，共做6遍。收功時，小指分開，無名指分開，中指分開，食指分開，大拇指分開，兩臂自然下垂於體側。

【編按：印堂於眉間正中處，正對鼻尖。人中於唇鼻間凹溝正中處。膻中位於前胸兩側乳頭連線的正中中丹田在體內肚臍與命門之間。會陰穴於男子在陰囊根部與肛門連線中點，女子在陰唇後與肛門連線中點。陽陵泉於小腿外側骨凹陷處。懸鍾穴於外側腳踝骨往上3吋。陰陵泉於膝蓋下方，小腿內側處。血海於大腿內側膝蓋骨上2吋。】

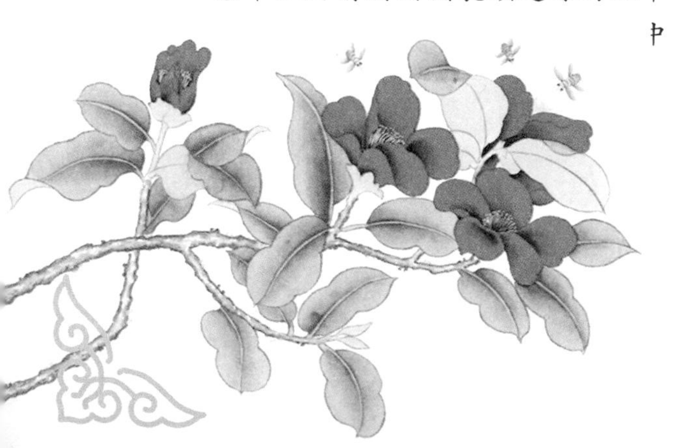

八、女丹功

適合女性修煉的道家氣功。

1.女丹功特點

相傳此功由呂洞賓所傳。呂祖游吳興時，見一女，色華美，性淡素。每夕沐浴更衣，焚香告天，以求道術。洞賓見其志堅，遂傳其「女丹太陰煉形法」留有一訣，曰：「道無巧妙，與你方兒一個，子後午前定息坐，夾脊雙關昆侖過……待他問汝甚人傳，但說道先生姓呂」。後此女勇猛堅心，三年而道成矣。女子為太陰之體，在八卦中屬坤。所以女丹功又稱為坤道功或太陰煉形法。其特點如下：

◎女性以血為本，其性偏陰偏柔，陰本靜而難化。欲要還真，煉功則應選上六時為佳，即子後午前此乃六陽時，陽氣生髮，可柔化濁陰，充暢清陽，六陰時應以洗心退藏，沐浴靜養為主。

◎女子外陽而內陰，卦義為離三，十四天癸至，真陰則每月隨月而走失。陰下降而陽上升，陽氣聚於乳房。「乳房上通心肺之精液，下徹血海之經脈」。故女子練功則以積氣於乳房，以陽提陰為首要。此與男子異，男子十六天癸至，元精藏於丹田，精氣滿溢，元陽下泄。故男子練功則凝神於丹田，清心寡慾以養其精。女子則平心定意清靜以養其血。故俗語云：「女子貴煉形，男子貴煉氣。」

◎女子之體，多氣血不調、沖任督帶損傷，而致氣滯血瘀痰聚之征。故女子修道必欲用織布法及摩法等，宣暢氣機，通其積滯，去其病源。爾後，方可坦蕩其心，鍛鍊其性也。

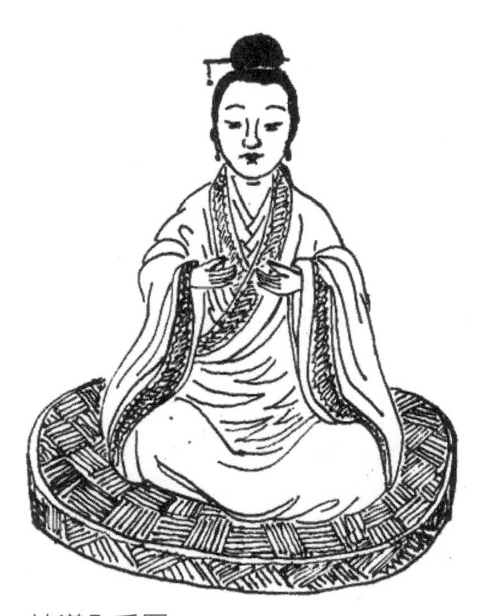

坤道入手圖

2. 女丹功操作法

姿勢：古師云：「坐功一法，可生道也。」男子久坐精足而陽舉，女子久坐陰生而血頻。陽不舉，不足之症；陰不生，枯竭之象。故坤道養生，亦可坐功為第一要務。坐式頗多。一般以自然盤坐，單盤坐，雙盤坐為主，可自由選一坐式，開始以自然盤坐逐漸過度到雙盤坐，有基礎或韌帶柔韌性較好者，可直選雙盤坐。至周天運行初期，也可選用跨鶴式，以一足跟抵住會陰穴，另一腳放在坐腿的大腿上。因女子牝戶開，欲泄真陰，故以足跟相抵，防其漏泄之弊。

手勢：右掌疊於左掌上，掌心向上，拇指相對，置於小腹前。

呼吸：大腦安靜情況下的自然深呼吸，不要片面去追求腹式呼吸，通過一段時間練習後自然形成內呼吸或腹式呼吸。呼吸要領是：深、長、細、勻、輕、緩。當細心體驗。

◎平心定意，凝神膻中

開始練功時，應先提起此「心」，

不可懈惰閒散，須知自己是一個勇猛堅強之人，拋開一切事物煩惱，一定要練好此功。此即謂存一「正念」於心中，然後抱手盤膝，垂簾塞耳，鬆身鬆肩，情緒平穩，大腦安靜。要求百會穴、膻中、丹田、會陰意對一線，並且與地面垂直，不挺胸不弓背，自然體正，氣順。而後止念抱神以靜守。訣有八字：內息諸妄，外絕諸緣。止於內，內念不生；止於外，外物不搖。將眼耳鼻舌身五識各返其根；將精神魂魄意五靈各安其位。運用施為，勿令神意弛於外，似視、聽、嗅、意等感覺通道與外界阻斷隔絕。「夫眼為神竅，耳為精竅，口為氣竅」，關閉外三室，令其返於身內以關照內聽，不以外界物體所誘。如此本心不動，內三室精氣神合於一，自然私欲淨盡，此即謂對「境」無「心」也。至此神情意平自合於虛靜。方將散亂之意念聚至兩眉之間的印堂穴（此為聚神收念之處），並緩緩地沿身體內下沉至膻中穴，凝神於此（兩乳之間進1.5吋，如拳頭大小的區域）。何為凝？聚而不散謂之凝。要求神（感覺）坐其位，意聚其中，而兩目之光亦要內視膻中。因神棲於目，目又為心之先鋒，目之所至，心神亦必趨之。古師祕云：一部玄功，全憑慧照。故要求心目同凝於此。又兼耳內聽呼吸，自然出入。此中一聽，切不可泛視，呼吸稍一浮躁，神即外散。吸氣稍用意，呼則不用，緩慢細長，勿勉力強為，尤重自然，三者同合於膻中，無思無慮自然氣生。如此36息，可靜養片刻。再做3至5遍（共108～180息）。然後按摩手、浴面等收功。

功時30～40分鐘，一日三次，15～20天後轉練下步功法。

◎摩揉兩乳，氣伏中黃

女功較男子簡而易成。初功半月即覺兩乳之中似有動機，發熱蠕動感。故練功改為提手分捧兩乳，細細吸氣，吐帷綿綿，使息息歸根於膻中，綿綿密密，若存若亡。守至若感呼吸從兩乳之中出入，即應遷

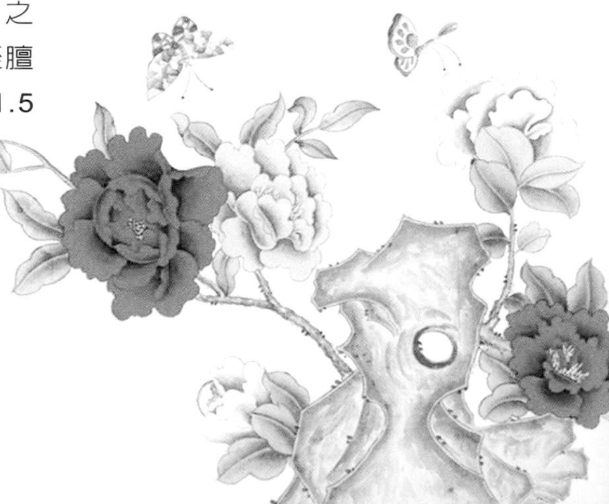

移其神下凝黃庭（位心下臍上正中，在一身四方之中，且脾土居此，故稱黃庭）。輕輕地揉搓兩乳，呼吸自然，左右各36次（兩手施摩的方向一致）。凝神片刻，再用意目神光沿左右肋的下肋緣往後至夾脊，行椎骨兩旁上升過玉枕，入泥丸，至兩眉之間印堂穴相交。複分開沿兩側太陽穴循耳後降至缺盆（即鎖骨上窩），後沿胸下注於兩乳，將左右兩乳各旋轉一周，交於膻中，一併送入黃庭。無為靜養沐浴。靜守片刻，再捧乳吸氣，左右揉搓36次，用意如前，複如法3次即可收功。行浴面、叩齒、吞津、摩腹等。

功時40～60分鐘，一日三次，30～60天。

◎**日月合璧，以陽提陰**

功夫至此，已覺神清氣爽，步履輕健。面光澤紅若桃花；髮榮潤黑若青絲。故當更進一層。

上段凝神黃庭，氣繞中黃，腹內溫暖，如燭光之照。朗徹如熒，應遷其神過臍輪，下守丹田（在上述與地面垂直的直線上，臍下1.5吋腹內正中如拳頭大小的區域）。要將氣伏藏於丹田之中，以神就之。神坐氣中，氣包神外，神氣混融，兩

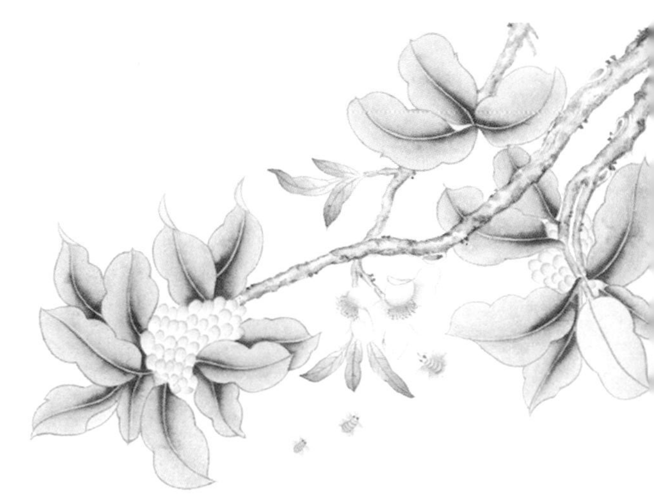

相和合。即是先天動象，恍惚如醉，杳冥始得真精。「以神返氣內，丹道自然成」。古稱此為日月合璧，陰陽匹配之功。喻丹田為月，欲使月窟生輝，必賴日光之照耀，而日光於人則為神、意、目光的合體，即「性靈之光」。返於身內，循日月運行之道，默照鉛鼎丹田。使真陰真陽（神、氣）歸入丹爐，行周天符火，得一粒「寶珠」吞入腹中，始知「我命由我不由天」。

靜坐之時，無思無營，使神氣同融於丹田，神為一身之主宰，神定則息和，息和則心安。心目坦然，神光內照。吸氣綿綿，呼亦帷帷，呼吸之間，出入綿綿不絕，氣微微緲緲，恍恍惚惚，蘊於丹田如根之深藏。如此默觀溫照，氣機發動，腹呈溫象，暖氣欲沖無路。此乃陰氣

女功煉已還丹圖

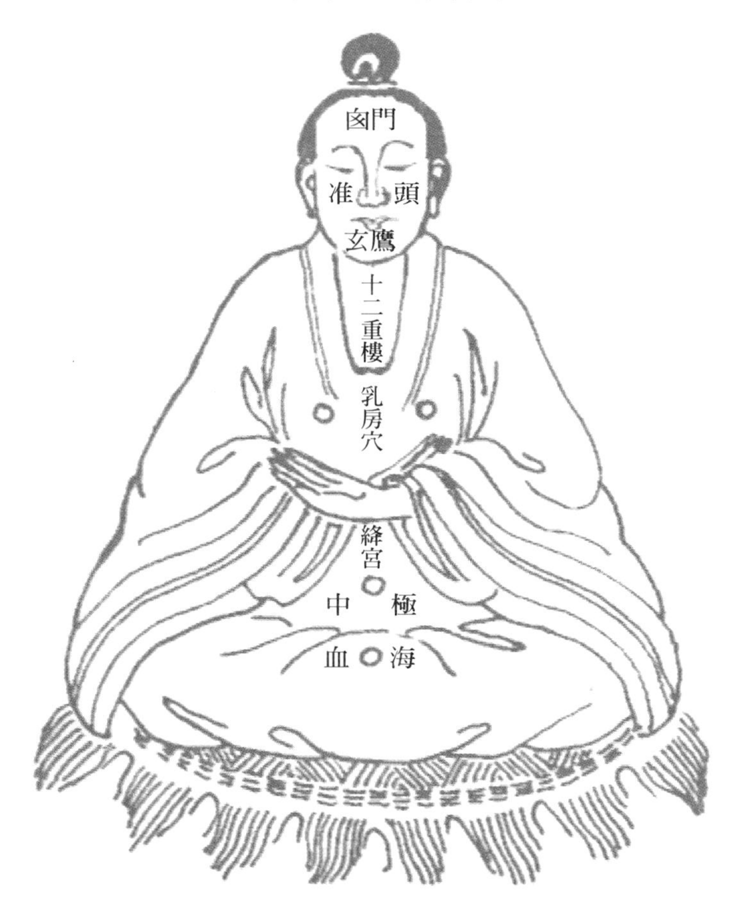

重樓，降膻中，如甘露不滋丹田，溫溫然如蜜入腹中。如此一連3～5次，運至陰氣消盡，情慾寂滅方止。此時全身舒泰，胎息冥冥，欲仙欲醉。如醍醐貫頂，頓覺全身清爽無累，如沉屙脫體，其快無窮。元氣氤氳，毛孔熏熏然開合有度。唯覺內外環境交通相接，混成一片。無人無我無天地，似祥光高懸，遍體生光，清涼自在。至此有為之漸法之，轉入無

萌生，使人姿生情慾，應以正念主之，以陽提陰，不可驕之放縱。以目光照射之，以意領之，以神接之，隨氣之欲出，重吸氣引暖氣穿尾閭（呼則不用意），貫椎骨同髓體上升，如泥丸，達印堂；此時重呼氣（吸則不用意），搭鵲橋，過

為之頓法，至清至靜，頤養神氣，進入虛空忘我之境。

女丹功的無為頓法與男子「煉神還虛」一樣，十月溫養，三年乳哺，九年面壁，是一個長期的精神頤養過程。故欲要身中之氣不散，心中之神不昧，應與十二時中：「行住

坐臥，一切動中，心似泰山，不動不搖，謹守四門眼耳鼻舌，有令內出外入」，去嗔怒私欲，此亦養壽之緊要。雖涉事而心常無事，不讓瑣事縈於心中。如佛語云：「無心於事，無事於心」，勿使塵埃染明鏡。心地空明清靜，淡然無為，神氣自滿，可得天元之壽也。

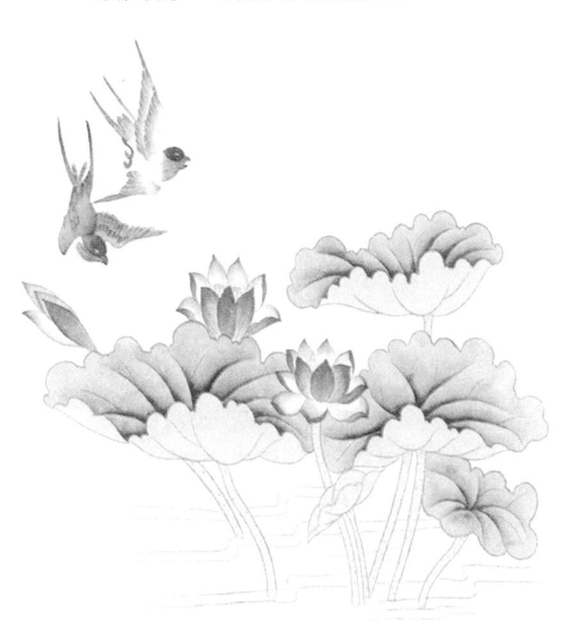

3.調氣法

此段功法也是女丹功中重要環節，可與坐式相兼而行，對於逆腹式呼吸或內呼吸的形成起著主要作用。通過肺部呼吸的鼓蕩，充分地調動體內真氣的產生聚積，漸漸地由肺部呼吸過度到深長的逆腹式呼吸。高血壓、嚴重心臟病患者慎用。

◎**特點**

第一點：意念和呼吸相結合，外導內引，意氣相隨。初始意念配合呼吸之氣而走，到一定階級真氣產生時，則意念與真氣結合而行。

第二點：腹部隨著呼吸的起伏波動，對臟器有輕柔的按摩作用。並且不斷地刺激丹田區域，形成條件反射，能很快地調動氣機的運轉，使丹田部產生氣感。

第三點：此法呼吸量較大，配合提肛收腹，有較強聚氣儲能作用。又兼有升降開合之妙，對功夫進一步深入起主導作用。

呼吸之要，細勻深長，不疾不徐，內息深深，氣貫丹田。循序漸進，不可過於用力閉氣。

◎**操作方法**

第一點：預備式，兩腳分開與肩等寬，膝微彎曲呈騎馬式。兩手分按在大腿兩側，掌心向下，指尖朝前。要求：大腦平靜，身心舒暢。全身放鬆，使皮膚、肌肉、內臟等處於鬆弛狀態，不可用力。頭頂百會、膻中、會陰、湧泉意對一線，並與地面垂直，如此即可做到含胸拔背，沉肩墜肘，胸似中空呼吸通暢（自然緩進緩出呼吸）。意想天

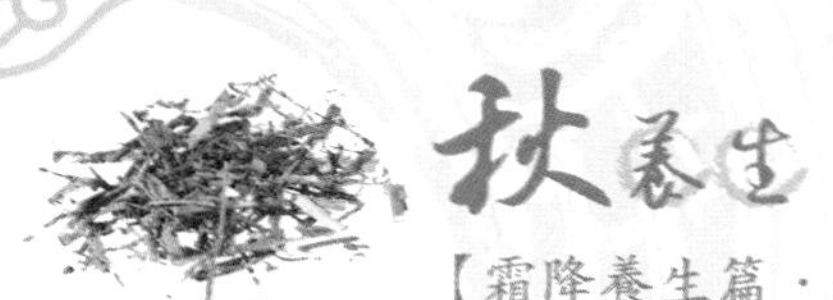

河之水由百會貫入體內，循上述一線緩緩流下，融融適適洗滌周身。清氣入內，濁滯潛消，病邪之氣排出體外，身心頓覺清爽，一般5～10分鐘即可。

第二點：兩手掌外旋，變指尖相對，掌心向上，放於小腹前，繼動，兩手掌緩緩上捧，同時細細吸氣，先提肛後縮腹內收，上提膻中穴，沉肩墜肘，手掌繼往外旋，並向外分，指尖向上，掌背相對，手指似有向兩側繃拉之力，此為升式開式，腹內收，胸腔擴大，吸氣於膻中、兩肺及整個胸腔。

意念活動：上捧時意想兩手將丹田捧起，緩緩上升，與呼吸之氣相融於膻中，而開式則為更多的吸入自然界清純之氣，納為己用，以補羸弱之體，此即為先天氣，後天氣，融之者，能長生之義。始則膻中有熱脹感，漸漸整個肺部胸腔均感溫熱舒適。

第三點：待上式吸氣滿後，有一自然停頓之機，稍閉息一會（不可勉強），爾後，兩手掌內旋，變指尖相對，掌心向下，平於胸前，開始緩緩吸氣，兩手掌並徐徐下按，至小腹前，變兩掌心與丹田相對，此為合式降式，呼氣完，腹外凸，氣沉入丹田。

意念活動：合式是將彌散之氣集於膻中區域，降時則配合手勢外導下按領氣沿腹內（任脈線）沉入丹田，氣則根藏於此，盤結於此。此即水火交罷後，一點落丹田之說。久練此法，氣沿任脈行走時，如夏飲甘露清涼融適，沁入心脾。故有語云：「蜜入腹中」之感。對呼吸要求有詩曰：吸則意緊隨氣行，呼則形鬆似雁落，一切皆於自然中求之，不可強力施為。

第四點：上式呼氣完，仍有一停頓之機，兩掌心於腹前由右向左緩緩畫圈3次，旨在帶動內氣旋轉，使氣活活潑潑，以防氣滯而生膨脹之弊。

此為一次呼吸完畢，可調勻鼻息，如此10～15次，改為三圓式樁功。無需意守，以「松靜」意境為主，自然呼吸，靜養10分鐘左右收功，行摩掌、浴面、拍胸、拍腿等，理順以恢復常態。

關於手勢起落的快慢，應根據自己的呼吸而定，息深長者可慢，息短促者稍快，初稍有氣急，漸漸可達「吸綿綿呼融融」置鴻毛於鼻端

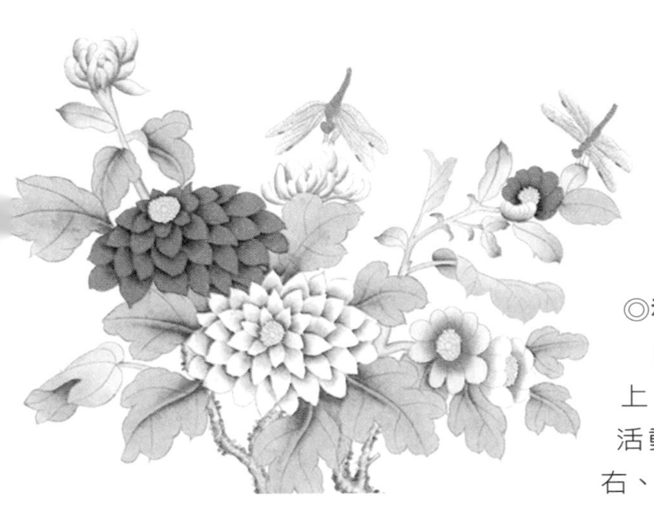

紋絲不動之態。

4.女丹功輔助功

練功以前收功以後均可做，時間不拘一定，唯當慎重其事，不可馬虎。輔助功主以和暖周身，寒則凝滯，暖則流通，氣血周流，而病自消散。

◎織布法：

空靜織姿勢選坡臥式，身體放鬆，呼吸自然，運用之妙，在乎一心。心內空靜，不動聲色，唯覺膻中、湧泉之間似有一金梭運轉，往來穿織，久則氣機運轉，通暢無凝，運轉度數初則緩慢，漸至加快，時間2～3分鐘。動織法：取坐式，時間2～3分鐘，兩腿伸直併攏，足尖向上，手掌向外，兩手向足尖部做推動姿勢，同時軀幹前俯，並配合呼氣，推盡而返回，此時手掌向裡，配合吸氣，如此往返約30次，周身活潑，脈絡通暢，氣血流利，無阻隔之虞。

◎和帶脈法：

自然盤坐，兩手分放在膝蓋上，前後左右旋轉，並帶動脊柱活動，自左、前、右呼氣，自右、後、左吸氣，反方向旋轉呼吸亦然，各16次，此法久行可舒腰或脊，氣血流通，百脈開放，自然疾病不生。

5.女丹功注意事項

◎要有決心、恆心，常意志如一，不可有自卑之心，不可有懈怠之心，不可有速成之心，日常行事，應明理，行其是，遠其非。

◎練功時間以子時後午時前較好，練功時宜避風暴雷電之日，皆為天地之暴戾之氣，與人無益，故不可練。

◎行功用意，不可勉強，力求自然，以不過適中為妙，蓋有意屬陽，無心屬陰，陰靜則血生，陽動則躁動耗氣，故「用意之妙在於微」，應綿綿若存，不沾不脫。

◎女子經期，行功時積氣於乳房，或無為靜養，不可加以固攝，或運行周天，以防血瘀之弊。

◎功中唾液生時，令滿以意如咽物狀送入體內，沿膻中、黃庭落入廟

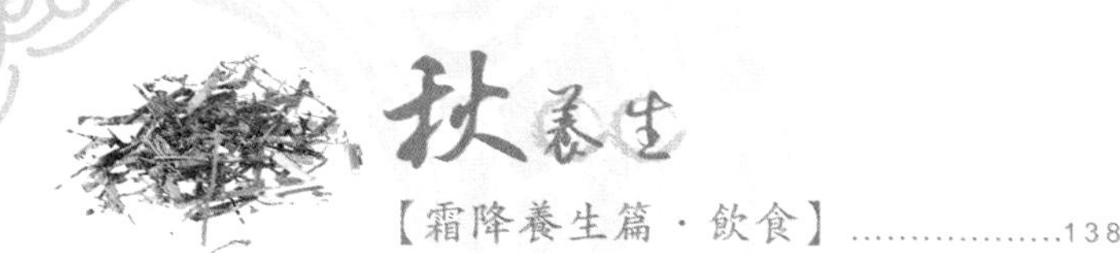

田，久行如咽甘露狀，美不勝收。

【編按：夾脊於後背中兩肩胛骨相對處。玉枕位於腦後骨隆起處。泥丸即百會。中黃於人體正中處，約在心窩與肚臍中間。尾閭即尾椎骨。搭鵲橋即舌尖抵著上顎，以使任督二脈相通。重樓於咽喉部。任脈位於腹中線，由下腹會陰往上至恥骨，沿腹內各穴位上行到咽喉部，續往上繞行口唇，經面頰而進入眼眶下。】

飲食

霜降之時乃季秋之時，在五行中屬土，五時中（春、夏、長夏、秋、冬）為秋，在人體五臟中（肝、心、脾、肺、腎）屬脾，根據中醫養生學的觀點，在四季五補（春要升補、夏要清補、長夏要淡補、秋要平補、冬要溫補）的相互關係上，由於此節氣與長夏同屬土，所以應以淡補為原則，並且要補血氣以養胃。在飲食進補中當以食物的性味、歸經加以區別。秋季是易犯咳嗽的季節，也是慢性支氣管炎容易復發或加重的時期。所以飲食中要引以注意。

一、食療方

1. 白果蘿蔔粥

配方：白果6粒，白蘿蔔100克，糯米100克，白糖50克。

做法：蘿蔔洗淨切絲，放入熱水焯熟備用。先將白果洗淨與糯米同煮，待米熟軟時倒入白糖文火再煮10分鐘，拌入蘿蔔絲即可出鍋食之。

功效：固腎補肺，止咳平喘。

2. 清蒸人參雞

配方：人參15克，母雞1隻，火腿10克，乾玉蘭片10克浸水漲發，乾香菇15克浸水漲發，精鹽、味精、蔥、生薑、雞湯各適量。

做法：將母雞宰殺後，退毛去淨內臟，放入開水鍋裡燙一下，用涼水洗淨。將火腿、玉蘭片、香菇、蔥、生薑均切片。將人參用開水泡開，上籠蒸30分鐘取出。將母雞洗淨，放在盆內，置入人參、火腿、玉蘭片，香菇、蔥、生薑、精鹽、料酒、味精，添入雞湯（沒淹過雞），上籠，在大火上蒸至爛熟。將蒸熟的雞放在大碗內，將人參切碎，與火腿、玉蘭片、香菇擺在雞肉上，將蒸雞的湯倒在勺裡，燒開，撇去沫子，調好口味，澆在雞肉上即成。

功效：滋補腎陰，補血益氣。

3. 歸參山藥豬腰

配方：當歸10克，黨參10克，山藥10克，豬腰（腎）500克，醬油、醋、薑絲、蒜末、香油各適量。

做法：將豬腰切開，剔去筋膜臊腺，洗淨，放入鋁鍋內。將當歸、黨參、山藥裝入紗布袋內，紮緊口，放入鋁鍋內。在鋁鍋內加適量水，清燉至豬腰熟透，撈出豬腰，冷卻後，切成薄片，放在盤子裡。將醬油、醋、薑絲、蒜末、香油等與豬腰片拌勻即成。

功效：滋補腎陰，補血益氣。

4. 五香牛肉

配方：牛肉2500克，食鹽90克，白糖24克，紅醬油60克，薑塊2塊，蔥節3枝，料酒、茴香、桂皮、紅米汁各適量。

做法：選用牛肘子部位的全瘦肉，先按肌肉纖維用刀直切開後，切成500克左右的塊，然後用刀根戳出一排排刀洞，四面戳到。板上先撒上少許食鹽，將肉塊放在上面反覆推擦，擦至鹽粒溶化，然後放在缸內醃3～4天（夏季醃一天），經過多次翻動，醃至肉紅、硬、香。將鍋內加水適量，用大火燒滾（水要多），投入肉塊，上下翻動幾次，撈出刷洗乾淨。在鍋底先放鍋墊，墊上放牛肉塊，加入茴香，桂皮、蔥節、薑塊、料酒、白糖、醬油和紅米汁，在大火上燒滾，至牛肉變紅色時，再加入清湯淹沒牛肉，放入適量食鹽，試味後，加蓋燒至沸滾，再移小火上燜煮2小時左右，等用筷子能戳進牛肉時，撈出，冷透後，按其肌肉纖維橫向切片即成。

功效：滋補腎陰，補血益氣。

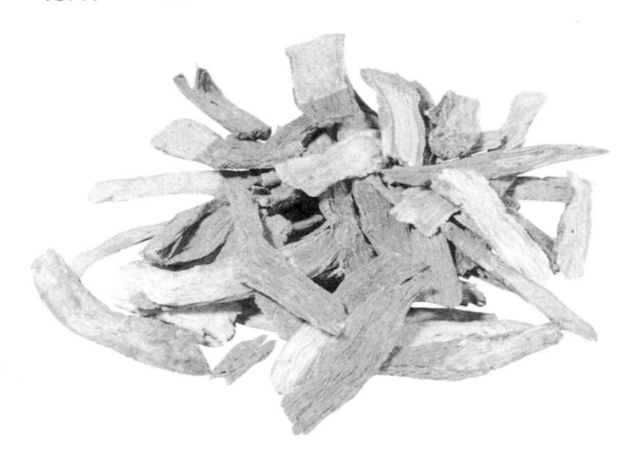

5. 荔枝肉

配方：豬腿肉300克，鮮荔枝肉（淨）100克，2個雞蛋的蛋清，太白粉25克，白糖60克，白醋30克，食用紅色素一滴，精鹽、料酒各適量，植物油1000克（實耗50克）。

做法：把豬腿肉切成2塊，用刀背敲鬆後改刀成四方小塊（24塊），加入鹽、食用紅色素少許，蛋清，太白粉15克，拌勻備用。把鮮荔枝肉一切兩半。燒熱鍋放入植物油，待油燒至六七成熱時，把豬腿肉一塊塊下油鍋炸至內熟外脆呈黃色撈出，將鍋中的油倒去，加入料酒、水100克，白糖、白醋、精鹽，下太白粉勾芡，倒入炸好的肉和鮮荔枝肉翻勻，淋上少許熟油，起鍋裝盤即可。

功效：滋補腎陰，補血益氣。

6. 花生米大棗燒豬蹄

配方：豬蹄1000克，花生米（帶皮）100克，大棗40枚，料酒25克，醬油60克，白糖30克，蔥段20克，生薑10克，味精、花椒、八角、小茴香各少許，鹽適量。

做法：花生米、大棗置碗內用清水洗淨、浸潤。將豬蹄出毛洗淨，煮四成熟撈出，用醬油拌勻。鍋內放油，上火燒七成熱，將豬蹄炸至金黃色撈出，放在炒鍋內，注入清水，同時放入備好的花生米、大棗及調料，燒開後用小火燉爛即可。

功效：滋補腎陰，補血益氣。

藥方

1. 慢性胃炎藥方

◎丹參15克，百合15克，柴胡10克，黃芩10克，烏藥10克，川楝子10克，鬱金10克。以水煎服，每日一劑，分早晚服用。對慢性胃炎和胃潰瘍有療效。

◎黨參15克，白朮10克，姜半夏6克，陳皮6克，降香10克，丁香6克，海螵蛸15克，炙甘草6克。以文火煎服，每日一劑分早晚用。主治消化道潰瘍和胃炎。

◎茯苓飲：主要成分有茯苓、白朮、人參、枳實、生薑、陳皮。茯苓飲具健胃化痰的功效，可應用於胃炎治療。

2. 關節痛藥方

◎紅花一兩、透骨草一兩。放入瓦盆

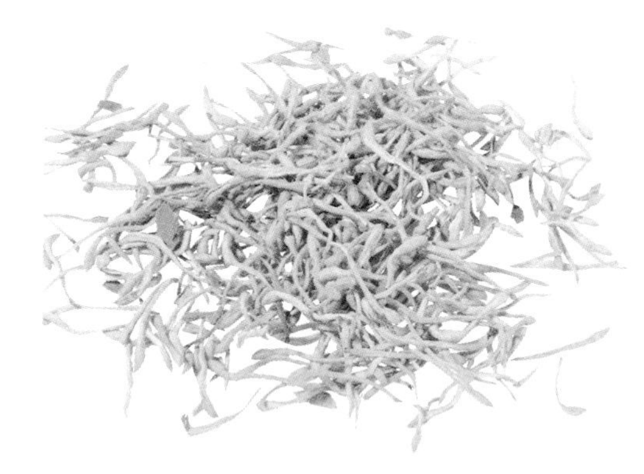

內倒兩平碗水，文火煎半小時後點上白酒一兩，就熱（略放一會兒以免燙著）放在雙腿膝蓋下（坐在床上）用棉被蒙到雙腿上蓋嚴，以熱藥酒氣熏腿（千萬別燙著），最好在秋冬，每晚臨睡前熏一次，持之以恆，定能有效。

◎中藥千年見、追地風各25克。用500毫升二鍋頭酒泡7天後服用，每天喝三四次，每次50克。共服4劑，即4瓶藥酒。藥酒盡力在短期內全部喝完（2?4天為好）。

◎取桑枝、柳枝各一把，用水煮30分鐘熏洗患處，可治腰腿痛尤其是由風寒引起的腰腿痛。

◎核桃仁可祛風溼。每天空腹吃5至6個核桃，三個月下來，四肢關節硬腫消失，伸屈自如。

◎用吳茱萸、川芎等藥每晚藥浴，可以治療關節痛。

房事

針對此節氣的特點，在此談一談慢性病患者的房事養生知識。慢性疾病常使人十分煩惱和痛苦，不僅影響情緒，而且影響性功能。可以毫不誇張地說，所有慢性疾病都會不同程度地影響性功能。慢性疾病使患者體力減退，意志消沉，情緒低落，精神緊張，這就勢必影響性功能。還有些病人或伴侶會把軀體疾病當成是對他們過去追求性享樂的懲罰而使性功能障礙進一步加重。

良性慢性疼痛病人，大約有2/3的伴侶會說他們的性功能出現倒退，無論是性交頻率和性交質量都今不如昔，有1/3的伴侶說連婚姻關係本身也惡化了。慢性疼痛可使大腦對性興趣的頻率和強度下降，因而或多或少地減少性興趣和性活動的頻率。慢性疼痛帶來的心理影響，也使患者和伴侶減少了性活動的頻率。

人們常以為殘疾人沒有性要求，其實並非如此，據調查中風患者中，雖然軀體運動功能尚未恢復，有73%的女性和88%的男性仍有性慾，46%的男子陰莖仍能勃起。殘疾人的性問題受心理和社會因素的影響，這是破壞性機能的主要原因。患者在經歷災難性疾病打擊後會出現焦慮。如對性的表現、對失業、對外貌、對生活自理能力、對疾病預後等產生的焦慮都或多或少地阻斷性喚起。殘疾人應正確對待疾病，消除不必要的焦慮，應盡可能地利用力所能及的方式來表達自己的愛情和性慾。

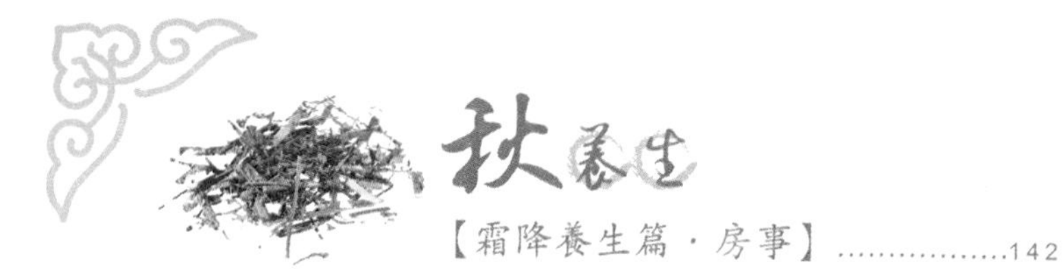

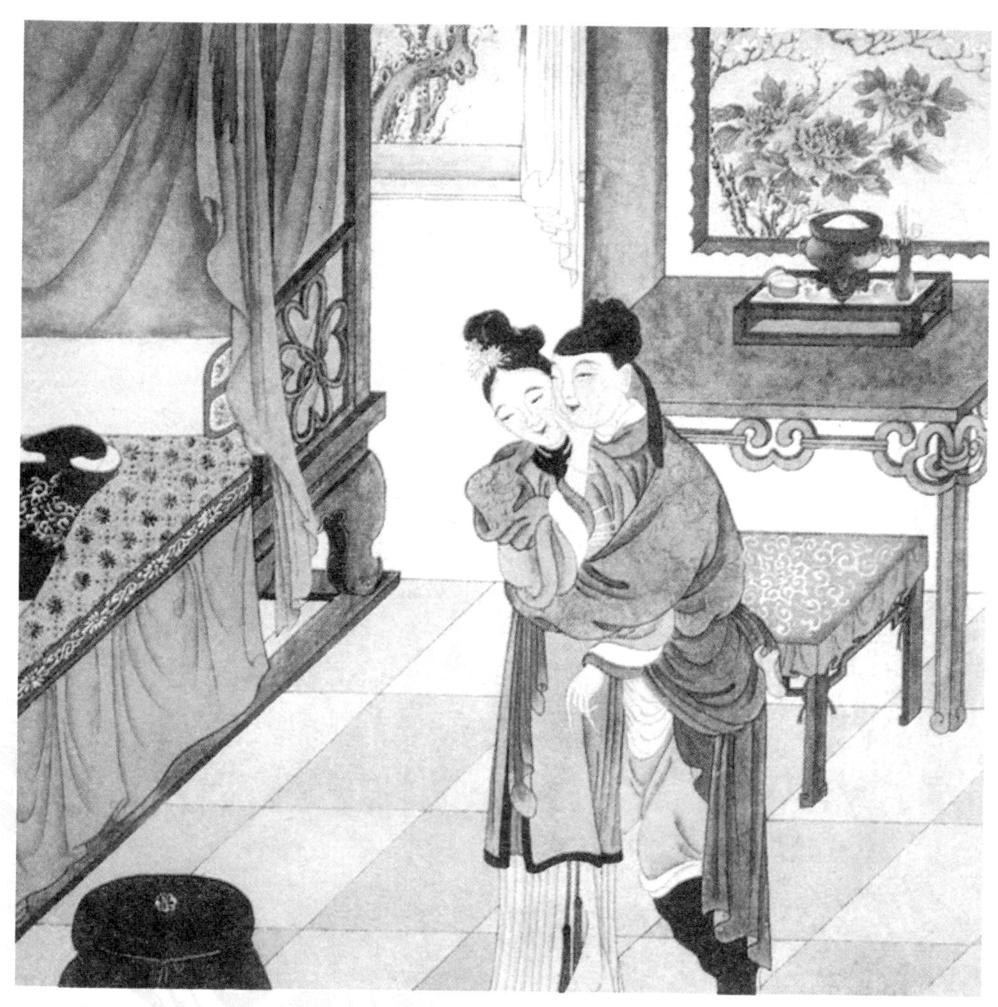

慢性腎功能衰竭患者性能力減退比較普遍，據報導，90%的男性，80%的女性有性能力減退。主要是疾病使患者悲觀絕望，造成精神上的壓力和心理上的衝擊。慢性腎衰病人經過透析療法和鋅離子的補充，性能力大都能得到改善。

慢性疾病的性問題比較複雜，一般說來都應該節制性生活，性生活後如出現病情反覆或病情加重時應立即停止。中醫認為，患病期間氣血不足，陰陽失調，病中行房會損傷元氣、加重病情。若因情緒抑鬱引起的疾病，如性生活融洽，能使精神愉快，心情舒暢，反而有利於疾病的康復。如疾病導致腎陰不足，氣陰兩虛，則過度性生活會損傷氣陰，宜節制房事。在疾病的活動期，應禁止性交，疾病的穩定期可適當性交，但應採用省力而適宜的體位，動作輕柔和緩，以免消耗更多的氣血陰精。如女性陰道炎、外陰炎、尿道炎、子宮頸嚴重糜爛等，性交會引起疼痛甚至陰道痙攣者，或使疾病互相傳染或加重者，應積極治療，未治癒前，應暫停性交，待疾病治癒後再行房事。

中醫認為，癌症大多是由於氣滯血瘀，邪毒蘊結所致，這些疾病最易損傷元氣，造成氣血大衰，憂思或勞倦過度，易引起氣血暴脫而危及生命。因此惡性腫瘤在沒有進行治療之前，或治療階段，應避免性生活，養精蓄銳，以提高治療效果。若經過治療，健康狀況良好，亦可恢復性交。

大多數人把性行為理解為單純性交，這是不確切的。雖然慢性病患者性交的需求減少了，但對性親昵的要求卻增強了，所以慢性病患者可以從肉體的緊密接觸、性親昵來增加性愉悅，減少精神上的壓力，減輕疾病帶來的痛苦。

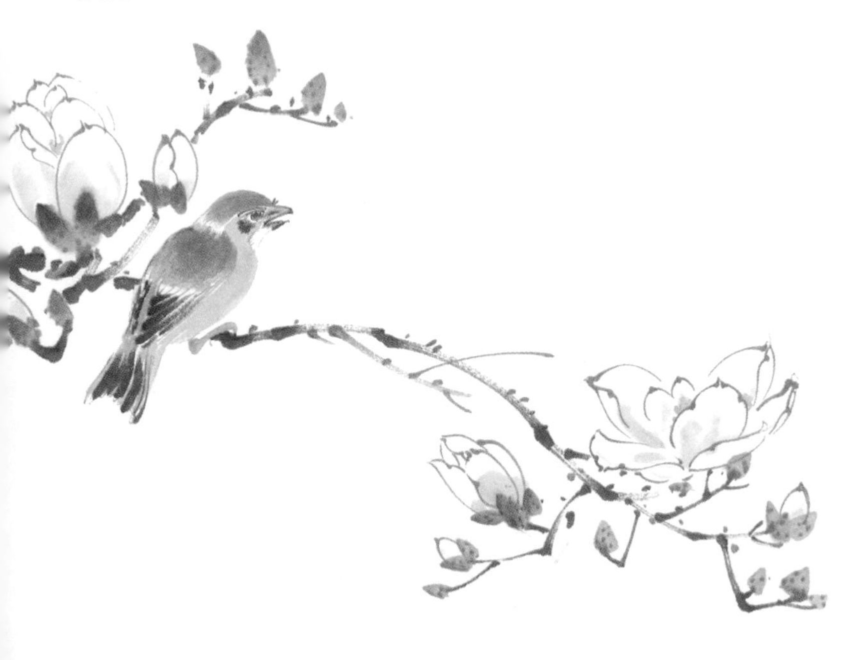

【附錄】

【附錄1】卦象六爻圖

【附錄2】八卦與節氣關係圖

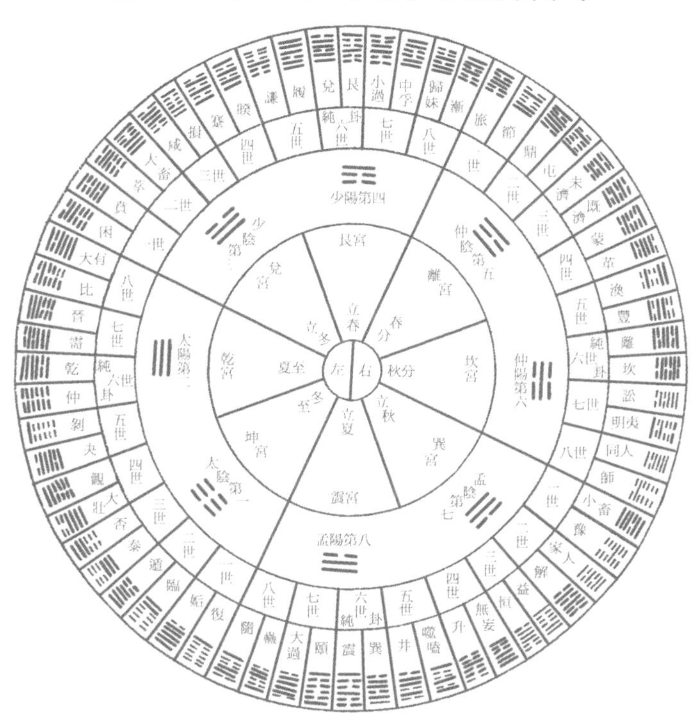

【附錄3】經絡運行與節氣關係圖

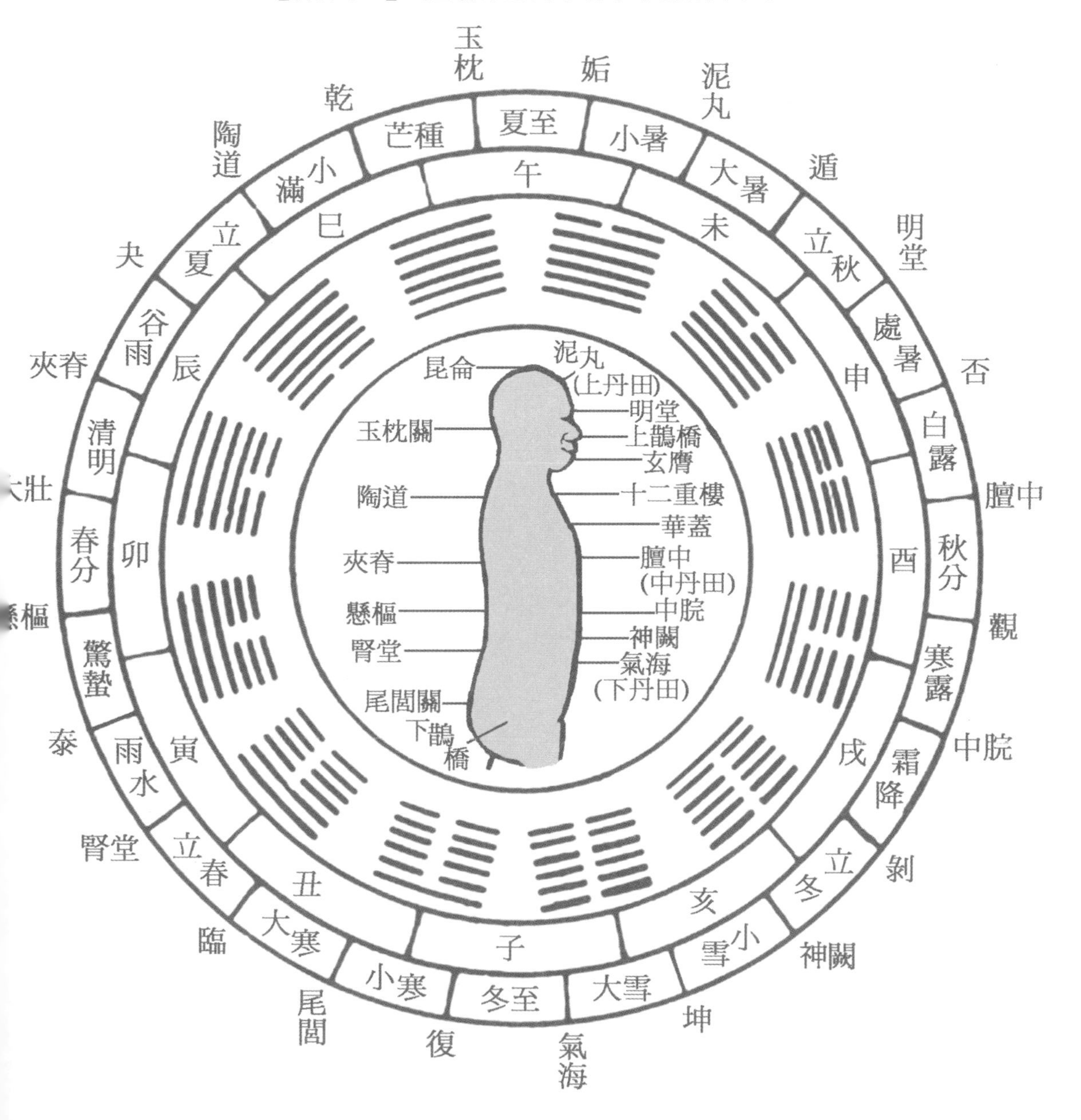

【附錄4】正面穴位圖

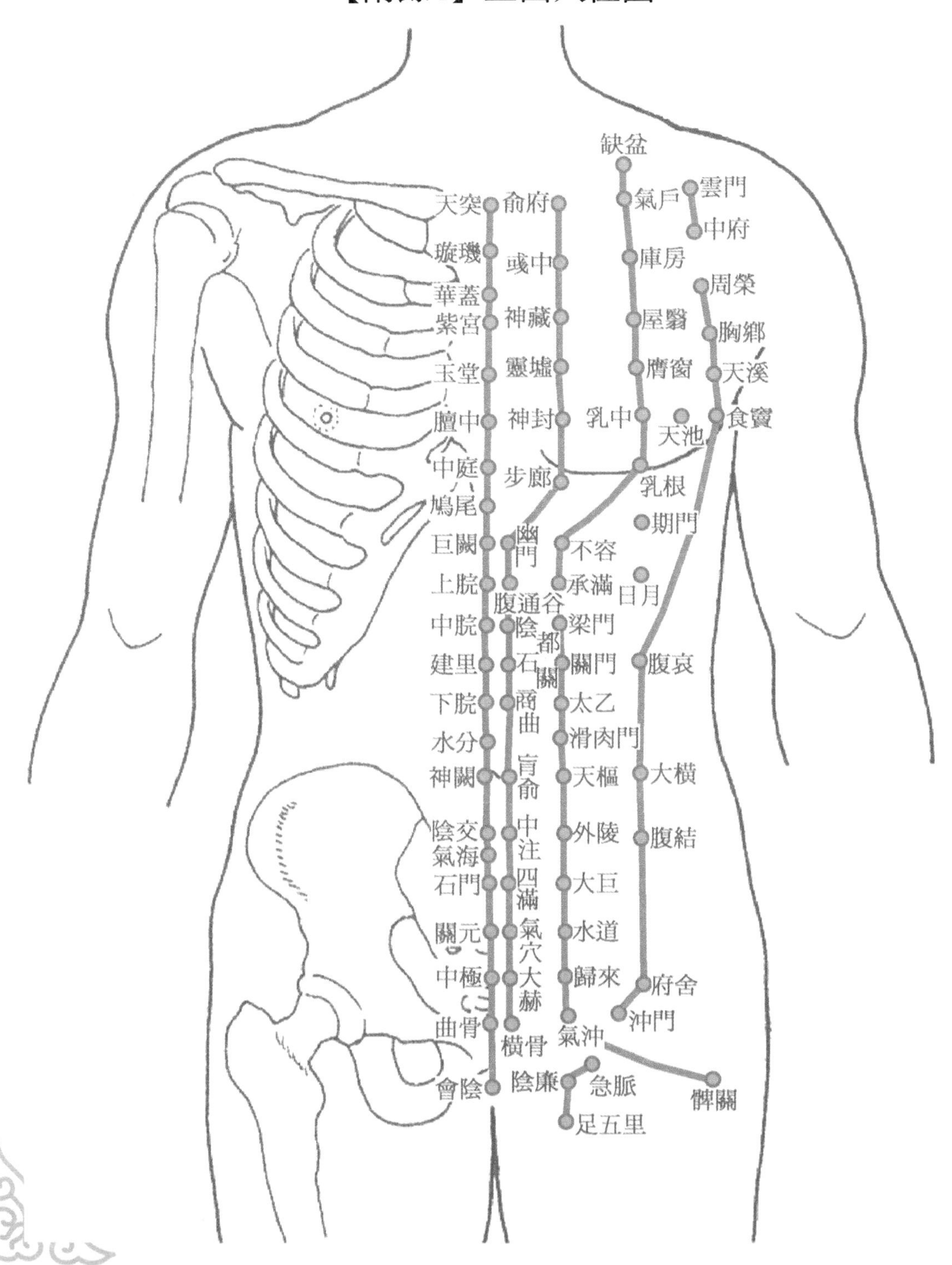

缺盆
天突
俞府
氣戶
雲門
中府
璇璣
彧中
庫房
周榮
華蓋
紫宮
神藏
屋翳
胸鄉
玉堂
靈墟
膺窗
天溪
膻中
神封
乳中
食竇
天池
中庭
步廊
乳根
鳩尾
期門
巨闕
幽門
不容
上脘
承滿
日月
腹通谷
中脘
陰都
梁門
建里
石關
關門
腹哀
下脘
商曲
太乙
水分
滑肉門
神闕
肓俞
天樞
大橫
陰交
中注
外陵
腹結
氣海
石門
四滿
大巨
關元
氣穴
水道
中極
大赫
歸來
府舍
曲骨
橫骨
氣沖
沖門
會陰
陰廉
急脈
髀關
足五里

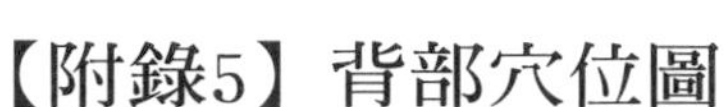

【附錄5】背部穴位圖

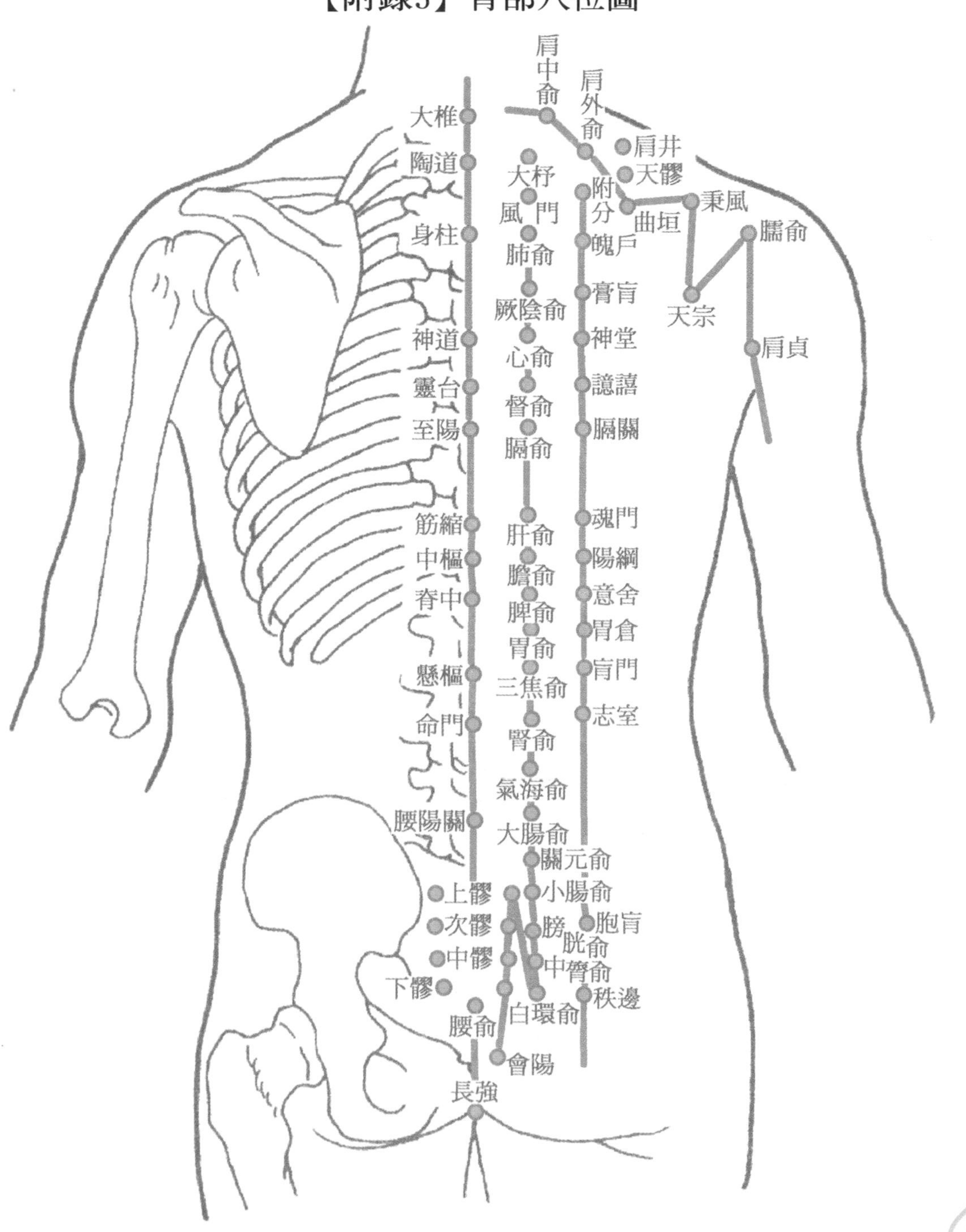
肩中俞
肩外俞
大椎
肩井
陶道
天髎
大杼
附分
風門
秉風
曲垣
身柱
臑俞
肺俞
魄戶
膏肓
厥陰俞
天宗
神道
神堂
肩貞
心俞
靈台
譩譆
督俞
至陽
膈關
膈俞
筋縮
魂門
肝俞
中樞
陽綱
膽俞
脊中
意舍
脾俞
胃倉
胃俞
懸樞
肓門
三焦俞
命門
志室
腎俞
氣海俞
腰陽關
大腸俞
關元俞
上髎
小腸俞
次髎
膀胱俞
胞肓
中髎
中膂俞
下髎
秩邊
白環俞
腰俞
會陽
長強

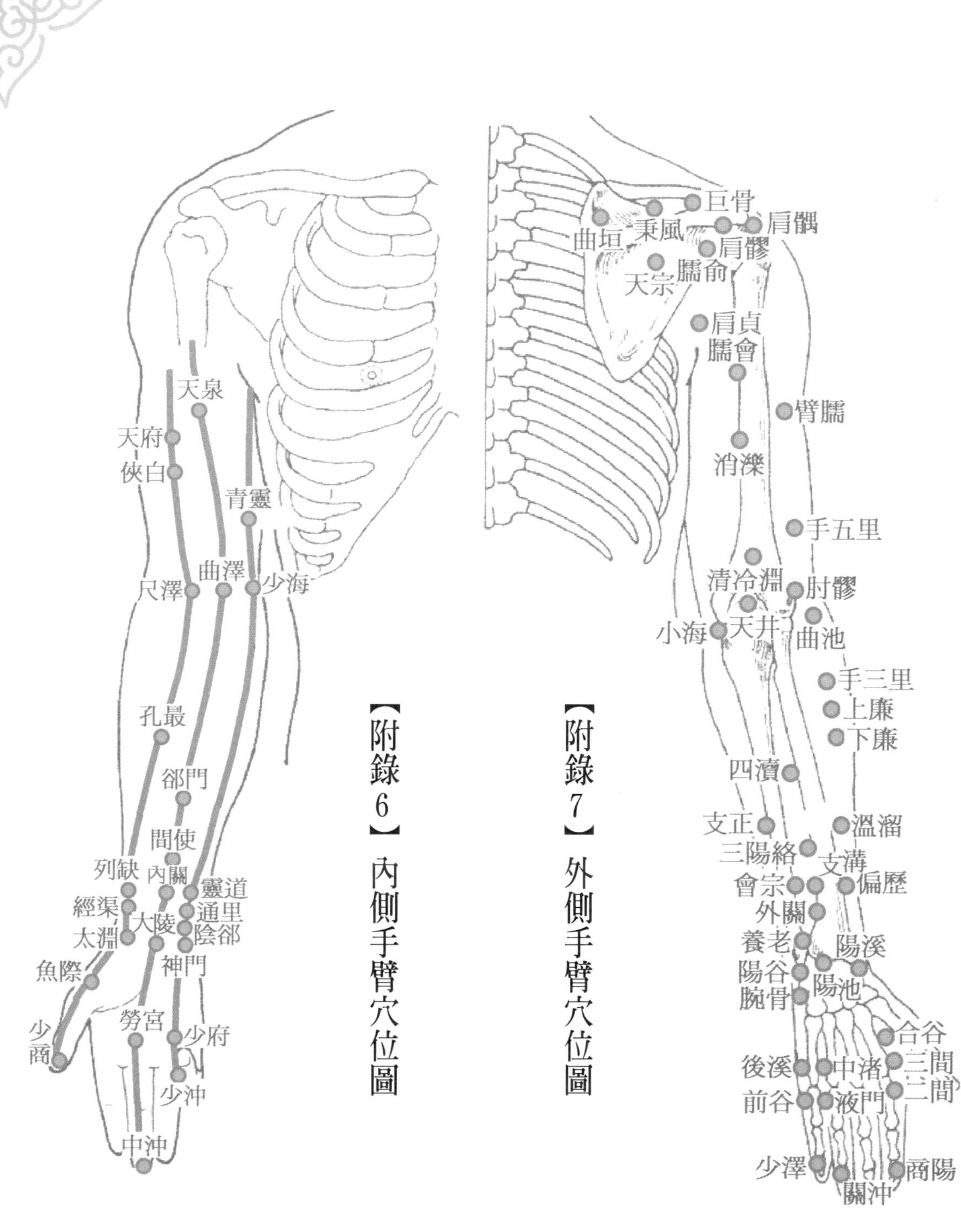

【附錄6】內側手臂穴位圖

【附錄7】外側手臂穴位圖

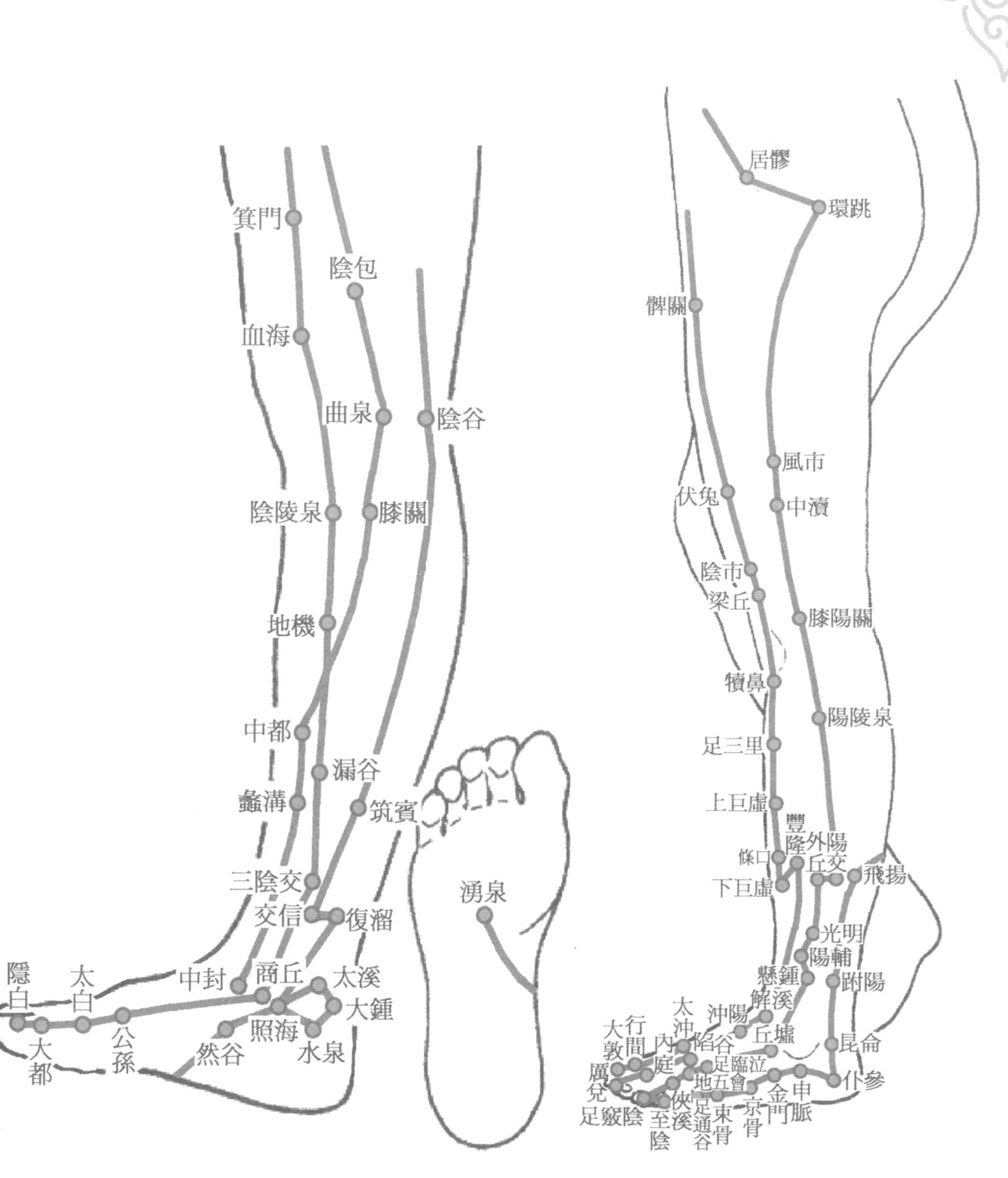

【附錄8】內側腳部穴位圖　　【附錄9】外側腳部穴位圖

秋養生 二十四節氣養生經

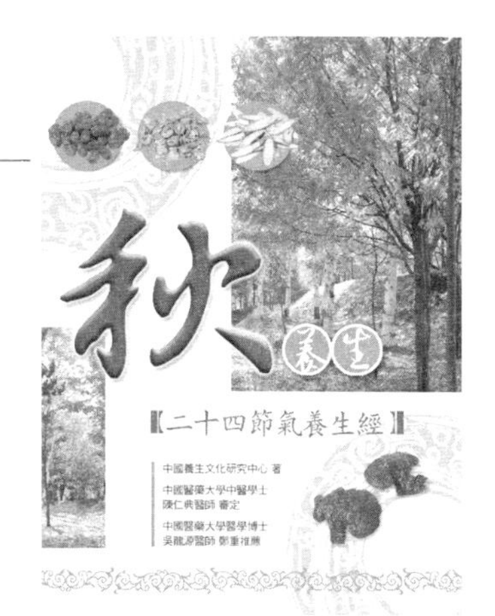

作　　者	中國養生文化研究中心
審　　定	陳仁典醫師
發 行 人	林敬彬
主　　編	楊安瑜
責任編輯	林子尹
美術編輯	陳文玲
封面設計	陳文玲
出　　版	大都會文化 行政院新聞局北市業字第89號
發　　行	大都會文化事業有限公司 110台北市信義區基隆路一段432號4樓之9 讀者服務專線：（02）27235216 讀者服務傳眞：（02）27235220 電子郵件信箱：metro@ms21.hinet.net Metropolitan Culture Enterprise Co., Ltd. 4F-9,Double Hero Bldg., 432, Keelung Rd., Sec. 1, TAIPEI 110, TAIWAN Tel：+886-2-2723-5216 Fax：+886-2-2723-5220 e-mail：metro@ms21.hinet.net
郵政劃撥	14050529大都會文化事業有限公司
出版日期	2008年10月二版第一刷
定　　價	220 元
I S B N	978-986-6846-50-2
書　　號	Health+ 18

Printed in Taiwan

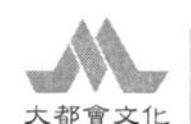

大都會文化
METROPOLITAN CULTURE

國家圖書館出版品預行編目資料

秋養生 ： 二十四節氣養生經 /
中國養生文化研究中心作.
— 初版. — 臺北市 ： 大都會文化, 2008.10
面 ；　公分. —（都會健康館 ； 18）
ISBN 978-986-6846-50-2(平裝)
1. 養生　2. 健康法　3. 節氣
411.1　　　　　　　　97018450

大都會文化圖書目錄

●度小月系列

書名	定價	書名	定價
路邊攤賺大錢【搶錢篇】	280 元	路邊攤賺大錢 2【奇蹟篇】	280 元
路邊攤賺大錢 3【致富篇】	280 元	路邊攤賺大錢 4【飾品配件篇】	280 元
路邊攤賺大錢 5【清涼美食篇】	280 元	路邊攤賺大錢 6【異國美食篇】	280 元
路邊攤賺大錢 7【元氣早餐篇】	280 元	路邊攤賺大錢 8【養生進補篇】	280 元
路邊攤賺大錢 9【加盟篇】	280 元	路邊攤賺大錢 10【中部搶錢篇】	280 元
路邊攤賺大錢 11【賺翻篇】	280 元	路邊攤賺大錢 12【大排長龍篇】	280 元

● DIY 系列

書名	定價	書名	定價
路邊攤美食 DIY	220 元	嚴選台灣小吃 DIY	220 元
路邊攤超人氣小吃 DIY	220 元	路邊攤紅不讓美食 DIY	220 元
路邊攤流行冰品 DIY	220 元	路邊攤排隊美食 DIY	220 元
把健康吃進肚子— 40 道輕食料理 easy 做	250 元		

●流行瘋系列

書名	定價	書名	定價
跟著偶像 FUN 韓假	260 元	女人百分百—男人心中的最愛	180 元
哈利波特魔法學院	160 元	韓式愛美大作戰	240 元
下一個偶像就是你	180 元	芙蓉美人泡澡術	220 元
Men 力四射—型男教戰手冊	250 元	男體使用手冊－ 35 歲+♂保健之道	250 元
想分手？這樣做就對了！	180 元		

●生活大師系列

書名	定價	書名	定價
遠離過敏—打造健康的居家環境	280 元	這樣泡澡最健康—紓壓．排毒．瘦身三部曲	220 元
兩岸用語快譯通	220 元	台灣珍奇廟—發財開運祈福路	280 元
魅力野溪溫泉大發見	260 元	寵愛你的肌膚—從手工香皂開始	260 元
舞動燭光—手工蠟燭的綺麗世界	280 元	空間也需要好味道—打造天然香氛的 68 個妙招	260 元
雞尾酒的微醺世界—調出你的私房 Lounge Bar 風情	250 元	野外泡湯趣—魅力野溪溫泉大發見	260 元
肌膚也需要放輕鬆—徜徉天然風的 43 項舒壓體驗	260 元	辦公室也能做瑜珈—上班族的紓壓活力操	220 元

別再說妳不懂車— 男人不教的 Know How	249 元	一國兩字—兩岸用語快譯通	200 元
宅典	288 元	超省錢浪漫婚禮	250 元

●寵物當家系列

Smart 養狗寶典	380 元	Smart 養貓寶典	380 元
貓咪玩具魔法 DIY— 讓牠快樂起舞的 55 種方法	220 元	愛犬造型魔法書—讓你的寶貝漂亮一下	260 元
漂亮寶貝在你家—寵物流行精品 DIY	220 元	我的陽光 · 我的寶貝—寵物真情物語	220 元
我家有隻麝香豬—養豬完全攻略	220 元	SMART 養狗寶典（平裝版）	250 元
生肖星座招財狗	200 元	SMART 養貓寶典（平裝版）	250 元
SMART 養兔寶典	280 元	熱帶魚寶典	350 元
Good Dog—聰明飼主的愛犬訓練手冊	250 元		

●人物誌系列

現代灰姑娘	199 元	黛安娜傳	360 元
船上的 365 天	360 元	優雅與狂野—威廉王子	260 元
走出城堡的王子	160 元	殞逝的英格蘭玫瑰	260 元
貝克漢與維多利亞—新皇族的真實人生	280 元	幸運的孩子—布希王朝的真實故事	250 元
瑪丹娜—流行天后的真實畫像	280 元	紅塵歲月—三毛的生命戀歌	250 元
風華再現—金庸傳	260 元	俠骨柔情—古龍的今生今世	250 元
她從海上來—張愛玲情愛傳奇	250 元	從間諜到總統—普丁傳奇	250 元
脫下斗篷的哈利—丹尼爾 · 雷德克里夫	220 元	蛻變—章子怡的成長紀實	260 元
強尼戴普— 可以狂放叛逆，也可以柔情感性	280 元	棋聖 吳清源	280 元
華人十大富豪—他們背後的故事	250 元	世界十大富豪—他們背後的故事	250 元

●心靈特區系列

每一片刻都是重生	220 元	給大腦洗個澡	220 元
成功方與圓—改變一生的處世智慧	220 元	轉個彎路更寬	199 元
課本上學不到的 33 條人生經驗	149 元	絕對管用的 38 條職場致勝法則	149 元
從窮人進化到富人的 29 條處事智慧	149 元	成長三部曲	299 元
心態—成功的人就是和你不一樣	180 元	當成功遇見你—迎向陽光的信心與勇氣	180 元
改變，做對的事	180 元	智慧沙	199 元（原價 300 元）
課堂上學不到的 100 條人生經驗	199 元（原價 300 元）	不可不防的 13 種人	199 元（原價 300 元）

不可不知的職場叢林法則	199 元（原價 300 元）	打開心裡的門窗	200 元
不可不慎的面子問題	199 元（原價 300 元）	交心—別讓誤會成為拓展人脈的絆腳石	199 元
方圓道	199 元	12 天改變一生	199 元（原價 280 元）
氣度決定寬度	220 元	轉念—扭轉逆境的智慧	220 元
氣度決定寬度 2	220 元	逆轉勝—發現在逆境中成長的智慧	199 元（原價 300 元）
智慧沙 2	199 元		

● SUCCESS 系列

七大狂銷戰略	220 元	打造一整年的好業績—店面經營的 72 堂課	200 元
超級記憶術—改變一生的學習方式	199 元	管理的鋼盔—商戰存活與突圍的 25 個必勝錦囊	200 元
搞什麼行銷— 152 個商戰關鍵報告	220 元	精明人聰明人明白人—態度決定你的成敗	200 元
人脈 = 錢脈—改變一生的人際關係經營術	180 元	週一清晨的領導課	160 元
搶救貧窮大作戰？ 48 條絕對法則	220 元	搜驚 · 搜精 · 搜金 —從 Google 的致富傳奇中，你學到了什麼？	199 元
絕對中國製造的 58 個管理智慧	200 元	客人在哪裡？—決定你業績倍增的關鍵細節	200 元
殺出紅海—漂亮勝出的 104 個商戰奇謀	220 元	商戰奇謀 36 計—現代企業生存寶典 I	180 元
商戰奇謀 36 計—現代企業生存寶典 II	180 元	商戰奇謀 36 計—現代企業生存寶典 III	180 元
幸福家庭的理財計畫	250 元	巨賈定律—商戰奇謀 36 計	498 元
有錢真好！輕鬆理財的 10 種態度	200 元	創意決定優勢	180 元
我在華爾街的日子	220 元	贏在關係—勇闖職場的人際關係經營術	180 元
買單！一次就搞定的談判技巧	199 元（原價 300 元）	你在說什麼？—39 歲前一定要學會的 66 種溝通技巧	220 元
與失敗有約 —13 張讓你遠離成功的入場券	220 元	職場 AQ —激化你的工作 DNA	220 元
智取—商場上一定要知道的 55 件事	220 元	鏢局—現代企業的江湖式生存	220 元
到中國開店正夯《餐飲休閒篇》	250 元	勝出！—抓住富人的 58 個黃金錦囊	220 元
搶賺人民幣的金雞母	250 元	創造價值—讓自己升值的 13 個秘訣	220 元
李嘉誠談做人做事做生意	220 元	超級記憶術（紀念版）	199 元

●都會健康館系列

秋養生—二十四節氣養生經	220 元	春養生—二十四節氣養生經	220 元

夏養生—二十四節氣養生經	220元	冬養生—二十四節氣養生經	220元
春夏秋冬養生套書	699元（原價880元）	寒天—0卡路里的健康瘦身新主張	200元
地中海纖體美人湯飲	220元	居家急救百科	399元（原價550元）
病由心生—365天的健康生活方式	220元	輕盈食尚—健康腸道的排毒食方	220元
樂活，慢活，愛生活—健康原味生活501種方式	250元	24節氣養生食方	250元
24節氣養生藥方	250元	元氣生活—日の舒暢活力	180元
元氣生活—夜の平靜作息	180元	自療—馬悅凌教你管好自己的健康	250元
居家急救百科（平裝）	299元	秋養生—二十四節氣養生經	220元

● CHOICE系列

入侵鹿耳門	280元	蒲公英與我—聽我說說畫	220元
入侵鹿耳門（新版）	199元	舊時月色（上輯＋下輯）	各180元
清塘荷韻	280元	飲食男女	200元
梅朝榮品諸葛亮	280元	老子的部落格	250元
孔子的部落格	250元	翡冷翠山居閒話	250元

● FORTH系列

印度流浪記—滌盡塵俗的心之旅	220元	胡同面孔— 古都北京的人文旅行地圖	280元
尋訪失落的香格里拉	240元	今天不飛—空姐的私旅圖	220元
紐西蘭奇異國	200元	從古都到香格里拉	399元
馬力歐帶你瘋台灣	250元	瑪杜莎艷遇鮮境	180元

●大旗藏史館

大清皇權遊戲	250元	大清后妃傳奇	250元
大清官宦沉浮	250元	大清才子命運	250元
開國大帝	220元	圖說歷史故事—先秦	250元
圖說歷史故事—秦漢魏晉南北朝	250元	圖說歷史故事—隋唐五代兩宋	250元
圖說歷史故事—元明清	250元	中華歷代戰神	220元
圖說歷史故事全集	880元（原價1000元）	人類簡史—我們這三百萬年	280元

●大都會運動館

野外求生寶典—活命的必要裝備與技能	260元	攀岩寶典—安全攀登的入門技巧與實用裝備	260元

書名	定價	書名	定價
風浪板寶典—駕馭的駕馭的入門指南與技術提升	260 元	登山車寶典—鐵馬騎士的駕馭技術與實用裝備	260 元
馬術寶典—騎乘要訣與馬匹照護	350 元		

●大都會休閒館

書名	定價	書名	定價
賭城大贏家—逢賭必勝祕訣大揭露	240 元	旅遊達人—行遍天下的 109 個 Do & Don't	250 元
萬國旗之旅—輕鬆成為世界通	240 元		

●大都會手作館

書名	定價	書名	定價
樂活，從手作香皂開始	220 元	Home Spa & Bath —玩美女人肌膚的水嫩體驗	250 元

●世界風華館

書名	定價	書名	定價
環球國家地理・歐洲（黃金典藏版）	250 元	環球國家地理・亞洲・大洋洲（黃金典藏版）	250 元
環球國家地理・非洲・美洲・兩極（黃金典藏版）	250 元		

● BEST 系列

書名	定價	書名	定價
人脈 = 錢脈—改變一生的人際關係經營術（典藏精裝版）	199 元	超級記憶術—改變一生的學習方式	220 元

● Story 系列

書名	定價	書名	定價
失聯的飛行員—一封來自 30,000 英呎高空的信	220 元		

● FOCUS 系列

書名	定價	書名	定價
中國誠信報告	250 元	中國誠信的背後	250 元
誠信—中國誠信報告	250 元	龍行天下—中國製造未來十年新格局	250 元

●禮物書系列

書名	定價	書名	定價
印象花園 梵谷	160 元	印象花園 莫內	160 元
印象花園 高更	160 元	印象花園 竇加	160 元
印象花園 雷諾瓦	160 元	印象花園 大衛	160 元

印象花園 畢卡索	160 元	印象花園 達文西	160 元
印象花園 米開朗基羅	160 元	印象花園 拉斐爾	160 元
印象花園 林布蘭特	160 元	印象花園 米勒	160 元
絮語說相思 情有獨鍾	200 元		

●精緻生活系列

女人窺心事	120 元	另類費洛蒙	180 元
花落	180 元		

● CITY MALL 系列

別懷疑！我就是馬克大夫	200 元	愛情詭話	170 元
唉呀！真尷尬	200 元	就是要賴在演藝	180 元

●親子教養系列

孩童完全自救寶盒（五書 + 五卡 + 四卷錄影帶）	3,490 元（特價 2,490 元）	孩童完全自救手冊—這時候你該怎麼辦（合訂本）	299 元
我家小孩愛看書—Happy 學習 easy go ！	200 元	天才少年的 5 種能力	280 元
哇塞！你身上有蟲！—學校忘了買、老師不敢教，史上最髒的科學書	250 元		

◎關於買書：

1. 大都會文化的圖書在全國各書店及誠品、金石堂、何嘉仁、搜主義、敦煌、紀伊國屋、諾貝爾等連鎖書店均有販售，如欲購買本公司出版品，建議你直接洽詢書店服務人員以節省您寶貴時間，如果書店已售完，請撥本公司各區經銷商服務專線洽詢。

   北部地區：(02)85124067　桃竹苗地區：(03)2128000　中彰投地區：(04)27081282
   雲嘉地區：(05)2354380　臺南地區：(06)2642655　高屏地區：(07)3730079

2. 到以下各網路書店購買：

   大都會文化網站（http://www.metrobook.com.tw）
   博客來網路書店（http://www.books.com.tw）
   金石堂網路書店（http://www.kingstone.com.tw）

3. 到郵局劃撥：

   戶名：大都會文化事業有限公司　帳號：14050529

4. 親赴大都會文化買書可享 8 折優惠。

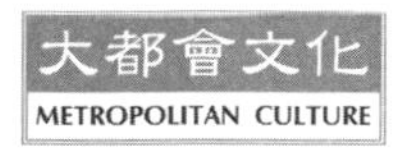

秋養生 二十四節氣養生經

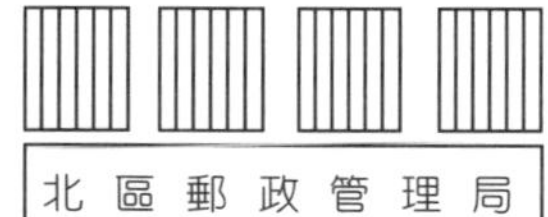

北區郵政管理局
登記證北台字第9125號
免　貼　郵　票

大都會文化事業有限公司
讀者服務部收

110 台北市基隆路一段432號4樓之9

寄回這張服務卡（免貼郵票）
您可以：
◎不定期收到最新出版訊息
◎參加各項回饋優惠活動

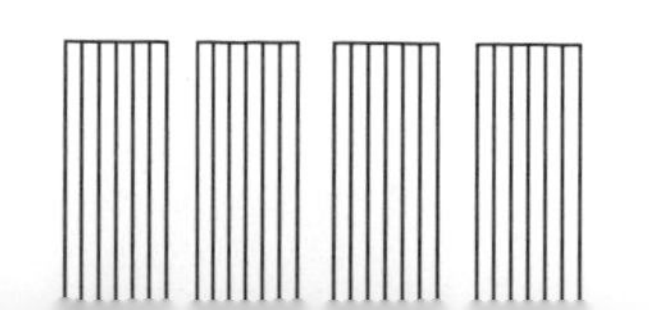

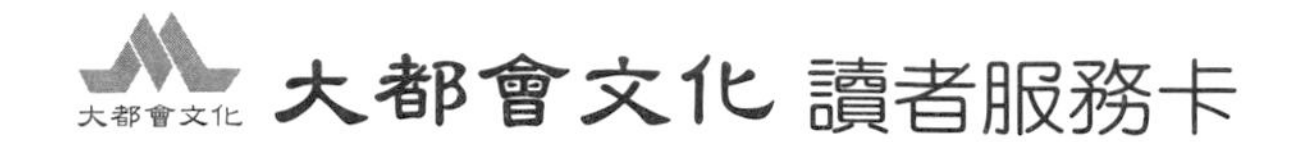

書名：秋養生-二十四節氣養生經

謝謝您選擇了這本書！期待您的支持與建議，讓我們能有更多聯繫與互動的機會。
日後您將可不定期收到本公司的新書資訊及特惠活動訊息。

A.您在何時購得本書：_____年_____月_____日

B.您在何處購得本書：__________書店(便利超商、量販店)，位於__________(市、縣)

C.您從哪裡得知本書的消息：1.□書店 2.□報章雜誌 3.□電台活動 4.□網路資訊
5.□書籤宣傳品等 6.□親友介紹 7.□書評 8.□其他__________

D.您購買本書的動機：（可複選）1.□對主題或內容感興趣 2.□工作需要 3.□生活需要
4.□自我進修 5.□內容為流行熱門話題 6.□其他__________

E.您最喜歡本書的（可複選）：1.□內容題材 2.□字體大小 3.□翻譯文筆 4.□封面
5.□編排方式 6.□其它

F.您認為本書的封面：1.□非常出色 2.□普通 3.□毫不起眼 4.□其他__________

G.您認為本書的編排：1.□非常出色 2.□普通 3.□毫不起眼 4.□其他__________

H.您通常以哪些方式購書：(可複選)1.□逛書店 2.□書展 3.□劃撥郵購 4.□團體訂購
5.□網路購書 6.□其他__________

I. 您希望我們出版哪類書籍：（可複選）1.□旅遊 2.□流行文化3.□生活休閒
4.□美容保養 5.□散文小品 6.□科學新知 7.□藝術音樂 8.□致富理財 9.□工商企管
10.□科幻推理 11.□史哲類 12.□勵志傳記 13.□電影小說14.□語言學習(____語)
15.□幽默諧趣 16.□其他__________

J.您對本書(系)的建議：__________

K.您對本出版社的建議：__________

讀者小檔案

姓名：__________ 性別：□男 □女 生日：_____年_____月_____日

年齡：□20歲以下□21～30歲□31～40歲□41～50歲□51歲以上

職業：1.□學生 2.□軍公教 3.□大眾傳播 4.□ 服務業 5.□金融業 6.□製造業
7.□資訊業 8.□自由業 9.□家管 10.□退休 11.□其他__________

學歷：□ 國小或以下 □ 國中 □ 高中／高職 □ 大學／大專 □ 研究所以上

通訊地址__________

電話：（H）__________（O）__________傳真：__________

行動電話：__________ E-Mail：__________

大都會文化
METROPOLITAN CULTURE

大都會文化
METROPOLITAN CULTURE